# Zuversicht trotz Corona-Blues

Dagmar Kumbier
Constanze Bossemeyer

## Psychologisches Handwerkszeug für Pandemiegeschüttelte

Mit einem Vorwort von
Friedemann Schulz von Thun

Mit zahlreichen farbigen Illustrationen der Autorinnen

Vandenhoeck & Ruprecht

Bibliografische Information der Deutschen Nationalbibliothek:
Die Deutsche Nationalbibliothek verzeichnet diese Publikation in der
Deutschen Nationalbibliografie; detaillierte bibliografische Daten sind
im Internet über https://dnb.de abrufbar.

© 2021 Vandenhoeck & Ruprecht, Theaterstraße 13, D-37073 Göttingen,
ein Imprint der Brill-Gruppe
(Koninklijke Brill NV, Leiden, Niederlande; Brill USA Inc., Boston MA, USA;
Brill Asia Pte Ltd, Singapore; Brill Deutschland GmbH, Paderborn, Deutsch-
land; Brill Österreich GmbH, Wien, Österreich)
Koninklijke Brill NV umfasst die Imprints Brill, Brill Nijhoff, Brill Hotei,
Brill Schöningh, Brill Fink, Brill mentis, Vandenhoeck & Ruprecht, Böhlau,
Verlag Antike und V&R unipress.

Umschlagabbildung: Anastasiya Velikaya/shutterstock.com

Satz: SchwabScantechnik, Göttingen
Druck und Bindung: ⊕ Hubert & Co. BuchPartner, Göttingen
Printed in the EU

**Vandenhoeck & Ruprecht Verlage | www.vandenhoeck-ruprecht-verlage.com**

ISBN 978-3-525-40859-9

# Inhalt

# Die Innenseite der Pandemie

Ein Vorwort von Friedemann Schulz von Thun

Die Pandemie COVID-19 bedeutet nicht nur gesundheitliche Bedrohung, ist nicht nur eine »demokratische Zumutung« (Angela Merkel), sondern auch eine herbe Zumutung für die Seele. Sie attackiert unser Lebensgefühl und kann uns an den Rand der Zermürbung und der Verzweiflung bringen. Aber das kollektive Schicksal erweist sich bei näherem Hinsehen doch als hochindividuell – je nachdem, an welcher Ecke ich betroffen bin und wie ich darauf reagiere.

Dieses Buch von Dagmar Kumbier und Constanze Bossemeyer handelt von der Innenseite der Pandemie, von unserem seelischen Betroffensein, von unserer Verstörung und von unserer Art und Weise, damit umzugehen und damit fertig zu werden. Die Seele ist der Ort, so erkennen wir bei der Lektüre, wo Betroffenheit und Widerstandsfähigkeit einander begegnen. Die Betroffenheit: Was das alles mit mir macht und wie es mich verstört. Die Widerstandsfähigkeit: Wie ich damit fertig werde, wie es mir gelingt, aus der Not vielleicht sogar eine Tugend zu machen und meine Lebensfreude auch unter erschwerten Bedingungen zu bewahren oder zurückzugewinnen. Die Seele ist der Ort, wo der Kummer und das Sichkümmern im selben Haus wohnen, ebenso ist es mit der Sorge und der Besorgnis, der Fürsorge und der Selbstfürsorge.

In wunderbarer Weise werden wir in diesem Buch dazu ermutigt, eine Fachfrau und ein Fachmann in eigener Sache zu werden! Wir erfahren zunächst, dass man den Phönix nicht zu früh aus der Asche ziehen darf: Die verstörten Anteile in uns wollen erst einmal (an) erkannt und erhört sein, brauchen erst einmal Verständnis und einen liebevollen Schutz. Sodann lernen wir, dass die innere Schutztruppe, die schnell aufmarschiert, wenn Verletzlichkeit und Schmerz sich breitzumachen drohen, zwar erst einmal erfolgreich sein kann, aber auch neue Gefahren heraufbeschwört. Zum Beispiel kann es mir zunächst helfen, innere Ohnmacht und Angst dadurch einzudämmen, dass ich mit Empörung und Verächtlichkeit auf die vermeintlichen Versager losgehe, die uns all das eingebrockt haben oder doch jedenfalls bei der Bekämpfung dilettantisch versagt haben. So entsteht Unfrieden im Land, wo Kooperation und Solidarität heilsam wären. Die Autorinnen zeigen eindrücklich, wie viele neue Polarisierungen entstehen, wenn Menschen unterschiedlicher Persönlichkeit ihre Abwehrformen entwickeln – und wie dann zwischenmenschlich die Welten aufeinanderprallen, zuweilen ziemlich erbittert und unversöhnlich. Letztlich bleibt auch innermenschlich Unfrieden in der Seele.

Dieses Buch bietet nicht nur Aufklärung über das, was »innendrin« geschieht, sondern auch eine Anleitung, wie ich damit konstruktiv und heilsam umgehen kann – sei es als Angehörige(r) eines helfenden Berufes, sei es im Umgang mit meinen Nächsten im privaten Leben oder sei es zuallererst und zuallerletzt ganz für mich selbst. So wie dieses Buch geschrieben ist, kann das sogar Freude machen. Immer wieder erweist sich die Modellvorstellung vom Inneren Team als ein »bildgebendes Verfahren«: Bunte Bilder, mit Liebe und Scharfsinn handgemalt, erleichtern das Verständnis dessen, was in unserer Seele geschieht. Und immer wieder gibt es Übungen, um das kognitiv Verstandene mit dem eigenen Erleben in Beziehung zu setzen.

Das Inneren Team ist erfunden worden, um uns Menschen zu ermöglichen, selbstgeklärt und authentisch miteinander zu reden. Hier in diesem Buch dient es der Selbstaufklärung in Krisenzeiten. Es fügt sich glücklich, dass die beiden Autorinnen das Innere Team sowohl in psychotherapeutischer Praxis als auch in ihren Veröffentlichungen vertieft haben – Dagmar Kumbier (2019) für den Umgang mit schweren Krankheiten, Constanze Bossemeyer (2020) für Adoptiveltern von meist traumatisierten Kindern.

Diese Pandemie wird vermutlich nicht die letzte Krise in unserem Leben bleiben. Vor diesem Hintergrund darf man diesem Buch bleibenden Erfolg wünschen, auch wenn wir um Himmels Willen nicht wünschen, dass es seine Aktualität infolge einer Verewigung des Pandemiegeschehens auf Erden bewahrt. Das »psychologische Handwerkszeug für Pandemiegeschüttelte« taugt – und das sei hier als Geheimtipp verraten – ebenfalls für uns alle, die wir vom Leben immer einmal wieder gebeutelt werden, wodurch auch immer. Ein wenig werden wir dann befähigt sein, die Zumutung in eine Herausforderung zu verwandeln – und die im Buchtitel verheißene Zuversicht winkt lächelnd am Ende des Tunnels. Und das Schöne ist: Man sieht sie schon von weitem!

# Wie es dazu kam

Man darf seine Freunde nicht mehr treffen und muss mindestens anderthalb Meter Abstand von anderen Menschen halten. Man darf keinen Urlaub machen, Geschäfte, Restaurants, Hotels, Bars und Konzerthäuser werden zwangsweise geschlossen. Auch die Schulen und Kindergärten sind monatelang zu. Alle Menschen müssen eine Maske tragen, die ihr Gesicht weitgehend verhüllt. Wenn eine Party oder ein Kindergeburtstag gefeiert wird und das auffliegt, dann kommt die Polizei und löst die Versammlung auf.

All dies wäre zum Jahreswechsel 2019/2020 noch Science-Fiction gewesen. Die Coronapandemie hat uns von jetzt auf gleich in eine vollkommen andere Wirklichkeit geworfen: Andere Menschen sind zu einer potenziell tödlichen Gefahr geworden, wir können in der Krise einander weder durch körperliche Nähe trösten noch Schutz beieinander suchen. Andere Menschen dürfen uns in zuvor unvorstellbarem Maße vorschreiben, was wir zu tun und zu lassen haben. Ganze Branchen sind unvorhersehbar und vollkommen unverschuldet in existenzielle Not geraten.

Und alle Hoffnungen, Voraussagen und Versprechungen darüber, wann das alles vorbei sein wird, haben sich als falsch erwiesen. »Wenn wir uns alle am Riemen reißen, dann können wir miteinander Weihnachten feiern. Die Friseure würde man mit dem Wissen von heute nicht mehr schließen. Diesmal reicht ein ›Lockdown light‹. Noch zwei Wochen …« – und dann noch zwei – und dann … Wer hätte im Frühjahr 2020 ernsthaft geglaubt, dass Sie sich zu diesem Zeitpunkt noch ein Buch über Corona kaufen würden?

Über sehr lange Zeit hinweg hat uns all unser Bemühen nicht aus der Pandemie heraushelfen können. Natürlich wäre ohne dieses Bemühen alles noch viel schlimmer gekommen. Aber dennoch

haben wir die für uns höchst ungewohnte Erfahrung gemacht, dass
wir die Lage nicht in den Griff bekommen haben. Und auch wenn
sicher Fehler gemacht wurden und es berechtigte Kritik an manchen
Entscheidungen und Planungen gab und gibt – die Tatsache, dass
die Pandemie Länder auf allen Kontinenten dazu gebracht hat, die
Wirtschaft herunter zu fahren, Schulen zu schließen und Kontaktbeschränkungen zu verhängen, dass es in fast allen Demokratien zu
Protesten und sozialen Verwerfungen gekommen ist, könnte man
als Hinweis darauf verstehen, dass diese Pandemie ihren eigenen
Gesetzen folgt und sich nicht einfach schlafen legt, wenn wir alles
richtig machen.

Was löst all das in uns aus? Welche inneren Anteile melden sich in
uns zu Wort? Was genau macht die Situation so unerträglich, warum
gewöhnen wir uns nur begrenzt an die äußere und innere Situation,
warum werden so viele mehr oder weniger depressiv? Und was könnte
uns helfen, diese Situation möglichst gut zu überstehen und auch
anderen dabei zu helfen – als Psychotherapeutin oder Coach, als Seelsorger oder Lehrerin, als Ärztin oder Pfleger? Wir arbeiten an einem
kleinen Fortbildungsinstitut für Psychotherapeutinnen und Berater
in Hamburg. Und Corona hat uns wie unsere ganze Branche kalt
erwischt. Mit vielen Leuten in einem Seminarraum zu sitzen, kam gar
nicht mehr in Frage und für die Kolleginnen, die nicht zugleich eine
psychotherapeutische Praxis führen, brach erst einmal das gesamte
Einkommen weg. Wir hatten Angst, waren besorgt und ganz oder teilweise arbeitslos. Aber was wir hatten, das war unser psychologisches
Handwerkszeug. Und wir hatten einen Email-Verteiler mit Menschen,
die daran interessiert waren, was wir zu sagen haben.

Und so wählten wir den Weg, den Psychologinnen womöglich
häufig wählen, wenn sie in eine Krise geraten: Wir haben versucht,
zu verstehen, was mit uns passiert, und wir haben darüber geredet.
Aus dem, was wir glaubten, verstanden zu haben, haben wir Vorträge und Workshops gemacht – online natürlich, anders ging es ja
nicht. Die Teilnehmerzahlen brachen alle Rekorde und uns wurde
bewusst, wie groß der Bedarf ist nach Worten und Bildern dafür,
was gerade mit uns allen passiert.

Als eine Teilnehmerin uns vorschlug, wir sollten daraus doch ein
Buch machen, fanden wir diese Idee erst einmal abwegig. Bücher

entstehen in einem gemächlichen, behäbigen Tempo – wie sollte dieser Prozess mit der Dynamik der Pandemie Schritt halten können? Und wäre diese nicht lange vorbei, wenn das Buch endlich da wäre? Aber die Idee ließ uns nicht mehr los – und die Tatsache, dass dieses Buch nun offenbar Ihr Interesse findet, zeigt, dass das Thema (leider) weiterhin aktuell ist.

Im ersten Kapitel werden wir darstellen, was der Aufschlag der Pandemie und die veränderte Wirklichkeit, in die diese uns geworfen hat, in unserem Inneren auslöst. Im zweiten Kapitel geht es um die Erfahrung, dass wir trotz aller Bewältigungsversuche, trotz aller Opfer und Mühen über eine quälend lange Zeit in der Pandemie feststecken: Die Pandemie ist stärker als wir und hält uns gefangen. Anhand verschiedener psychologischer Modelle werden wir zeigen, warum diese Erfahrung uns so sehr zermürbt und warum wir uns daran nur begrenzt gewöhnen können. Auf dieser Basis geht es im dritten Kapitel um die Frage, was wir brauchen, um gut durch diese Zeit zu kommen. Hier bekommen Sie konkretes Handwerkszeug. Und im vierten Kapitel schließlich nehmen wir den Profiblick ein: Was bedeutet die Pandemie für unsere Arbeit, was ist momentan anders und was müssen wir anders machen? Das Buch wendet sich an psychosoziale Profis wie Psychotherapeuten, Coaches und Beraterinnen, Lehrerinnen und Seelsorger und ebenso an diejenigen, die in Kliniken, Altenheimen oder Kindergärten Menschen bei der Bewältigung und Verarbeitung der Krise unterstützen. Dabei geht es um Ihre Arbeit mit den Menschen, die Ihnen anvertraut sind – zugleich aber immer auch um Sie selbst und um Ihre Selbstfürsorge. Denn wir sind von der Pandemie genauso betroffen wie unsere Klientinnen und Klienten, und nur wenn es uns selber hinreichend gut geht, können wir für andere da sein.

Zugleich gehen wir davon aus, dass das Buch auch für andere Menschen hilfreich sein kann. Denn wir alle bekommen es in der Pandemie mit uns selbst zu tun und stehen vor der Frage, was mit uns und mit anderen los ist, wir alle suchen nach Wegen, gut durch Pandemie zu kommen und unseren Kindern, Eltern, Partnerinnen und Freunden dabei zu helfen.

# 1 Auf einmal im Science Fiction-Film

## Was löst Corona in unserem Inneren Team aus?

Was löst also die Coronawirklichkeit in uns aus? Wir möchten uns dieser Frage mit Hilfe des »Inneren Teams« nähern. Beim Modell des Inneren Teams gehen wir davon aus, dass wir alle sehr unterschiedliche innere Anteile haben (Schulz von Thun, 1998; Schwartz, 1997; Kumbier, 2013). Die Dynamik zwischen diesen inneren Anteilen verstehen wir dabei in Analogie zur Dynamik in Arbeitsteams oder Familien.

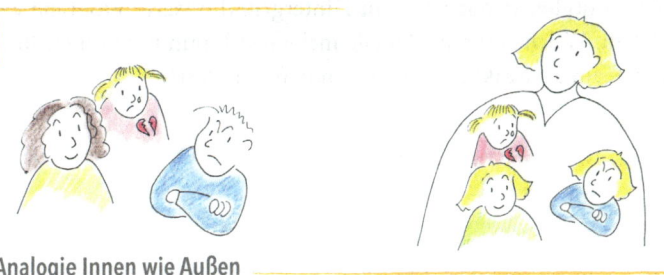

Analogie Innen wie Außen

Im Inneren Team gilt ebenso wie in einem Arbeitsteam oder in einer Familie, dass es dem System nur dann gut gehen kann, wenn alle seine Mitglieder sich gesehen, respektiert und gewürdigt fühlen, wenn jeder sich mit seinen Bedürfnissen und Gefühlen anerkannt fühlt und wenn ein Klima herrscht, in dem auch Konflikte ausgetragen werden können. Innen wie außen braucht es dafür jemanden, der das Team leitet. Im Arbeitsteam ist das die Chefin oder der Chef, in der Familie sind es die Eltern, im Inneren Team das »Oberhaupt« (Schulz von Thun, 1998, Kap. 2; Kumbier, 2013, S. 30 ff.). Aufgabe dieser Teamleitung ist es, dafür zu sorgen, dass jeder seinen Platz hat, dass Konflikte benannt und konstruktiv gelöst werden können. Denn innen wie außen gilt: Wer sich ausgeschlossen fühlt, wird sich dennoch und gerade deswegen bemerkbar machen, vielleicht in Form von Verweigerung und Blockaden. Und im Gegensatz zu äußeren Teams können wir Mitglieder unseres Inneren Teams nicht kündigen: Sie bleiben ein Teil von uns und wir stehen vor der Aufgabe, mit ihnen umzugehen und sie zu integrieren.

Darum ist es wichtig, dass wir als Oberhaupt unseres Inneren Teams alle Teammitglieder im Blick haben und zu allen Teammitgliedern einen Draht und einen positiven Blick auf sie haben. Faktisch ist das meist nicht gegeben, wir haben Lieblingskinder im Inneren Team – und wir haben Teile in uns, die wir weniger mögen, weil sie uns mit schwierigen Gefühlen konfrontieren, uns innerlich attackieren und entwerten oder weil sie nicht in unser Selbstbild passen. Bei der Arbeit mit dem Inneren Team gehen wir von der Überzeugung aus, dass alle Teammitglieder gute Gründe für ihre Gefühle und ihr Verhalten haben. Häufig liegen diese Gründe nicht in der Gegenwart, sondern in der Vergangenheit. Dann können wir diese Teammitglieder nur vor dem Hintergrund unserer Biografie verstehen. Welche inneren Anteile melden sich nun in unserem Inneren Team als Reaktion auf die Pandemie zu Wort?

## 1.1 Wir schaffen das!
### Aufbruchstimmung zu Beginn der Pandemie

Wie antworten Sie im Moment, wenn Sie gefragt werden, wie es Ihnen geht? Vor allem zu Beginn der Pandemie haben fast alle Menschen als Erstes gesagt, dass es ihnen gut gehe. Eigentlich höchst erstaunlich, angesichts dessen, was wir zu bewältigen hatten! Gleichwohl haben selbst Menschen, die durch die Pandemie beruflich schwer getroffen waren, oft erst einmal aufgezählt, wie privilegiert sie sich dennoch fühlten: weil sie und ihr nahes Umfeld gesund waren, weil sie noch niemanden an COVID-19 verloren hatten, weil sie immerhin ihre Familie hatten, schön wohnten – oder zumindest in einem Land mit guter medizinischer Versorgung lebten.

Inzwischen klingt das Aufzählen der eigenen Privilegien häufig eher pflichtbewusst. Wir wollen deutlich machen, dass uns bewusst

ist, wie viel schwerer es andere getroffen hat (diejenigen, die Tote
zu beklagen oder durch Corona einen gesundheitlichen Schaden
erlitten haben, die Restaurantbesitzer, die Hoteliers oder die Menschen in Flüchtlingslagern). Wir wollen deutlich machen, dass wir
im Vergleich zu anderen auf hohem Niveau jammern. Aber die Pandemie scheint uns auch stärker bewusst gemacht zu haben, was es
Gutes in unserem Leben gibt. Gerade weil vieles auf einmal in Frage
stand oder wegrutschte, meldete sich verstärkt eine *Dankbare* in uns
zu Wort, die uns auf das hinweist, was bleibt und was trägt, auch
und gerade in der Krise.

Ebenso konnten viele Menschen der Krise zu Beginn auch Gutes
abgewinnen. Die Pandemie hat unsere oft so überhitzte Welt schlagartig ausgebremst. Und auf einmal wurde uns bewusst, wie erschöpft
wir eigentlich von unserem Lebenstempo waren. Nicht nur berufliche Verpflichtungen, auch die Freizeitaktivitäten hatten vor Corona
bei vielen von uns eine hohe Schlagzahl, ständig unterwegs, stets
volle Terminkalender, alles verbunden mit hohem Anspruch und
wenig Verschnaufpausen. Im ersten Lockdown hatten viele von
uns auf einmal jede Menge Zeit. Das galt nie für alle, der Arbeits-
alltag von Ärztinnen und Pflegern auf der Intensivstation, von Verkäuferinnen, Altenpflegerinnen und Postboten war vermutlich nie
zuvor so anstrengend. Und viele Selbständige haben hart gearbeitet,
um Wege zu finden, in der Pandemie weiter arbeiten zu können.
Aber viele hatten auf einmal mehr Ruhe denn je. Und trotz Angst,
trotz Sorgen merkte die *Ruhebedürftige* in uns, dass es durchaus gut-
tat, aus dem Hamsterrad ausgestiegen zu sein.

Und die Misere schien auch Gutes in Gang zu bringen – jedenfalls aus Sicht der inneren *Optimisten*. Die Flugzeuge blieben am
Boden, die Fabriken standen still, der Himmel war allerorten so klar
wie lange nicht mehr. Womöglich profitierte also das Klima von der
Pandemie, womöglich ist diese Situation eine Gelegenheit, auch über
Corona hinaus zu einem weniger klimaschädlichen Lebensstil zu
finden? Vielleicht könnten wir als Gesellschaft diesen harten Stopp
dazu nutzen, unseren Kurs zu korrigieren und in eine bessere Richtung weiterzugehen?

Diese Hoffnung beruhte auch darauf, dass die Krise zu Beginn
Solidarität mobilisierte. Es gab viel Mitgefühl mit den schwer be-

troffenen Branchen, Nachbarn kauften für alte Menschen ein und es gab Vernetzung und Unterstützung dabei, neue Wege zu finden. Als wir am Ifit, unserem Institut für Integrative Teilearbeit in Hamburg, den ersten Newsletter in Coronazeiten herumschickten und erst einmal ratlos bekannt gaben, dass wir jetzt auf Sicht schauen, welche Seminare stattfinden können und welche nicht, meldete sich eine Kollegin, um uns zu erzählen, dass sie an ihrem Institut innerhalb einer Woche alles auf online umgestellt hatten. Sie bot uns an, zu einer Veranstaltung dazu zu kommen. Das war lehrreich, bewegend und motivierend. Aha – auch online sind lebendiges Lernen, Begegnung und Interaktivität möglich! Das war der Startschuss für uns, diese Veränderung ebenfalls anzugehen. Solche Geschichten haben wir viele gehört und viele erlebt. Die gegenseitige Unterstützung war beflügelnd und glich – jedenfalls am Anfang – so manche Belastung aus.

Wir mussten neue Wege finden, niemand konnte so weiter machen wie bisher. Und erstaunlich viele Menschen, auch aus schwer betroffenen Branchen, fanden das neben den Belastungen und Schwierigkeiten auch spannend. Alle bekamen eine Zwangsfortbildung in Digitalisierung. Wir zum Beispiel hätten niemals freiwillig Online-Seminare, Online-Therapie, Online-Beratung angeboten. Und wir werden auch weiterhin Fans von Präsenztreffen bleiben, denn in allen Berufen, wo es um Kontakte geht, geht online viel verloren. Aber die *Experimentierfreudigen* in unserem Inneren Team stellten fest, dass online viel mehr geht, als wir je gedacht hätten. Wir können Vorträge halten und unsere Teilnehmer können sich von überall her zuschalten. Damit können wir niedrigschwellig Impulse geben. Wir können als Therapeutin oder Berater Krankenbesuche machen und mit Klientinnen und Klienten, die vorübergehend nicht zu uns kommen können, weiterarbeiten. Auf diese Weise eröffnete die Pandemie ein Experimentierfeld, es ging nicht mehr nur um die Bewältigung der Not, sondern auch um eine inspirierende Suche nach neuen Wegen.

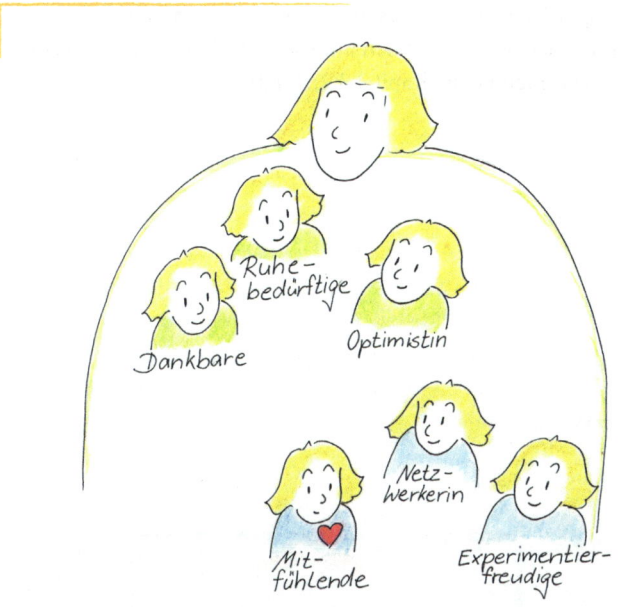

## Optimistische und tatkräftige innere Anteile

Wir sind inzwischen an einem ganz anderen Punkt. Von mehr Ruhe spricht kaum noch jemand – sondern mehr über den kaum zu bewältigenden Spagat zwischen Homeoffice und Homeschooling, über die Verdichtung der Arbeitszeit, noch weniger Pausen und nahtlos aneinander anschließende Online-Meetings, über das Fehlen informeller Kontakte und Eintönigkeit und Langeweile: ein Tag wie der andere. Aber es scheint uns sinnvoll, diese anfängliche Aufbruchstimmung noch einmal in Erinnerung zu rufen. Denn darin liegen wichtige und wertvolle Ressourcen, die uns auch jetzt noch beim Umgang mit der Krise helfen können. Dazu später mehr (siehe Kapitel 3.2, S. 110).

Vorerst laden wir Sie dazu ein, parallel zur Lektüre Ihr eigenes Inneres Team zur Coronazeit zu erheben. Denn natürlich wird Ihr Inneres Team sich von dem, was wir hier gleich verallgemeinert beschreiben, unterscheiden. Manche Teammitglieder werden Sie kennen, andere nicht oder auf andere Art, vielleicht fehlt im Text manchmal auch ein Teammitglied, das bei Ihnen wichtig ist. Wir werden später auf Ihr Inneres Team zurückkommen und dann vertiefend schauen, wie Sie mit den unterschiedlichen Teammitgliedern umgehen können (siehe Kapitel 3.2, S. 110).

## Übung

Nehmen Sie ein hinreichend großes Papier – wenn Sie haben, gern DIN A3. Malen Sie oben einen Kopf für das Oberhaupt, es ist wichtig, dass dieses von Anfang an mit im Bild ist! Schließlich soll es Ihre innere Mannschaft leiten. Malen Sie einen möglichst großen Brustraum dazu – denn Sie wissen noch nicht, wie viele Teammitglieder es geben wird, es können durchaus viele Stimmen sein, die sich zu Wort melden.

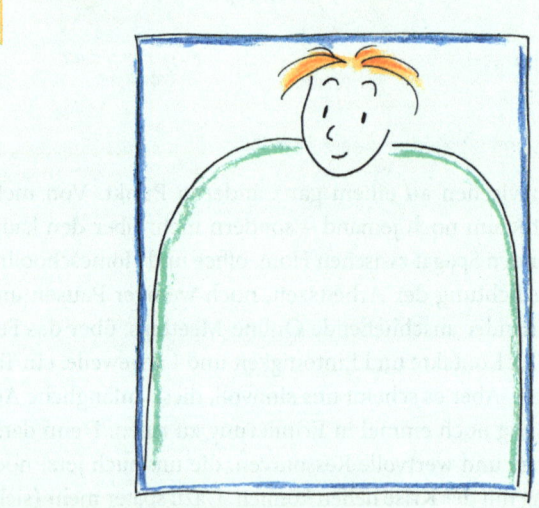

## Das Innere Team erheben

Schauen Sie jetzt, welche der genannten Teammitglieder Sie auch in Ihrem Inneren Team finden. Vielleicht sind diese bei der Lektüre schon spontan angesprungen? Zum Beispiel ein Teil, der angesichts der Folgen der Pandemie dankbar für manche Aspekte ihres eigenen Lebens ist? Passt der Name »Dankbarer« oder möchten Sie ihn anders nennen? Geben Sie ihm eine Sprechblase und notieren Sie stichpunktartig, wofür in Ihrem Leben dieser Teil dankbar ist. Malen Sie ihm auch ein Gesicht und einen Gefühlsausdruck. Lassen Sie sich dabei nicht von der Vorstellung stressen, dass Sie nicht malen können! Es braucht nur wenige Striche, die schnell zu lernen sind.

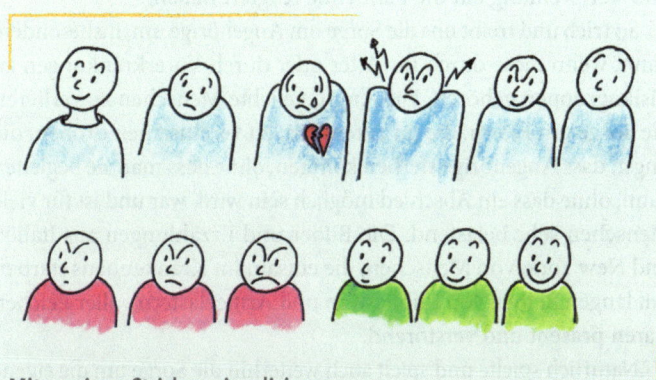

## Mit wenigen Strichen visualisieren

Gibt es vielleicht auch einen experimentierfreudigen (oder innovativen) Teil in Ihnen, der in der Pandemiemisere gleichwohl Perlen gefunden, Interessantes, Wertvolles gelernt oder neue Wege entdeckt hat? Oder eine Netzwerkerin, die froh ist über Kontakte, die sich gegenseitig geholfen haben, sich über Wasser zu halten?

Notieren Sie nur die Teammitglieder, die wirklich wichtig für Sie sind. Geben Sie diesen jeweils einen für Sie passenden Namen und eine Sprechblase, in der Sie festhalten, was dieses Teammitglied sagt. Malen Sie die Teammitglieder nebeneinander und nicht zu groß, um Platz zu lassen für das, was noch kommt. Wenn keines der bislang genannten Teammitglieder für Sie passt, dann bleiben Sie dabei und schauen Sie, was spätere Kapitel in Ihnen anregen.

## 1.2 Diese Krise ist existenziell:
Wenn Sorge und Verzweiflung in uns wachsen

Neben den optimistischen und tatkräftigen inneren Anteilen gab es natürlich von Anfang an viele innere Anteile, die mit Angst, Sorge und Verzweiflung auf die Pandemie reagiert haben.

So trieb und treibt uns die Sorge um Angehörige um, insbesondere dann, wenn diese durch ihr Alter oder durch Vorerkrankungen zu Risikogruppen gehören. Die Angst, geliebte Menschen zu verlieren, die Sorge um Eltern, die im Altenheim zu vereinsamen drohen, die Angst, dass Angehörige sterben könnten, ohne dass man sie begleiten kann, ohne dass ein Abschied möglich sein wird, war und ist für viele Menschen sehr belastend. Die Bilder und Erzählungen aus Italien und New York, von Menschen, die einsam im Krankenhaus starben, mit langen Reihen von Kühllastern und Armeelastern voller Leichen, waren präsent und verstörend.

Natürlich spielte und spielt auch weiterhin die Sorge um die eigene Gesundheit eine Rolle. Die Vorstellung, dass eine hochansteckend tödliche Krankheit unterwegs ist, die unklare Langzeitwirkungen mit sich bringt und sich womöglich durch Mutationen an den Impfungen vorbeimogeln kann, macht Angst.

Das gilt insbesondere für Menschen, die zu einer Risikogruppe zählen und mit der Vorstellung leben, dass der eigene Körper dieser Krankheit womöglich wenig entgegenzusetzen hätte. Damit treten Krankheiten, mit denen man normalerweise ganz gut leben kann, auf einmal in den Vordergrund des Bewusstseins und machen uns in einem Ausmaß verletzlich, das wir sonst nicht kennen. Die Angst vor dem Virus ist dadurch sehr viel konkreter und das Bewusstsein, womöglich in hohem Maße darauf angewiesen zu sein, dass der immer wieder beschworene Notstand auf den Intensivstationen nicht eintritt, macht sensibel und ungnädig denen gegenüber, welche die Vorsichtsmaßnahmen eher lax befolgen oder die Gefährlichkeit der Lage herunterspielen. Wer durch das Virus stark gefährdet ist, erlebt ein solches Verhalten oft wie einen Schlag ins Gesicht.

Aber auch diejenigen unter uns, die nicht zu einer Risikogruppe gehören, sind oft womöglich stärker, als ihnen bewusst ist, mit der Angst um die eigene Gesundheit beschäftigt. Zu Beginn konnten wir uns noch damit beruhigen, dass die Sterblichkeit bei den Jungen und Mittelalten begrenzt war – und ernähren wir uns denn nicht gesund, machen Sport und sind insgesamt in einem guten körperlichen Zustand? Wer, wenn nicht wir, soll die Krankheit gut überstehen können? Aber inzwischen häufen sich Berichte über neue Mutationen des Virus und Long COVID, langanhaltende, vielleicht sogar dauerhafte Probleme und Spätfolgen einer Infektion – und zwar offenbar unabhängig davon, wie schwer der Krankheitsverlauf war. Wir wissen noch wenig über den Verlauf dieser Langzeitfolgen: Bilden diese sich irgendwann zurück? Wird es bald eine wirksame Behandlung geben? Oder müssen die Betroffenen damit rechnen, dauerhaft eingeschränkt, im schlimmsten Fall dauerhaft arbeitsunfähig zu sein? Diese Ungewissheiten erschüttern den Glauben an die Unverletzlichkeit der eigenen Gesundheit.

Der dritte große Belastungsfaktor schließlich ist die Angst um das eigene Einkommen, die Lebensgrundlage, die eigene Firma. Einige Branchen sind oder waren hart betroffen: Gastronomie, Hotellerie, Kunst und Kultur, der Einzelhandel. Viele kleine Läden und andere, oft unprominente Branchen sind in eine existenzbedrohende Situation geraten. Viele Dienstleister und Händlerinnen sind bereits insolvent gegangen. Ohne jedes eigene Verschulden, ohne dass man sich darauf hätte vorbereiten oder absichern können, bricht auf einmal die berufliche Existenz zusammen. Und es ist ja nicht nur das Einkommen, das wegbricht – was schon schlimm genug wäre! Es geht auch um den Platz in der Welt, um das soziale Netzwerk und das Lebenswerk – und um das Gefühl gesellschaftlicher Wertschätzung. Zu hören, man sei nicht »systemrelevant«, ist eine Kränkung – auch dann, wenn man intellektuell verstehen mag, was gemeint ist.

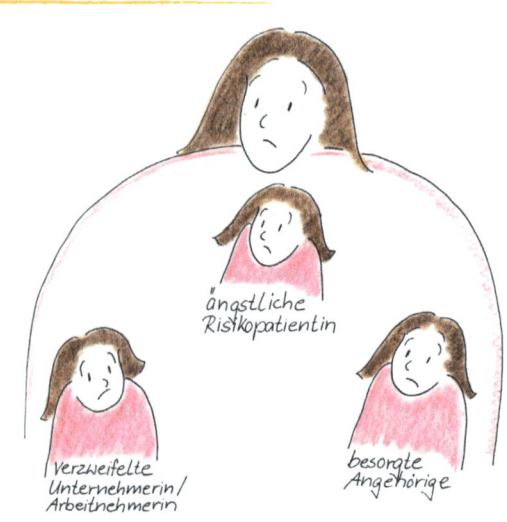

ängstliche
Risikopatientin

Verzweifelte
Unternehmerin/
Arbeitnehmerin

besorgte
Angehörige

**Belastete Innere Anteile**

Es geht um Leben und Tod, um die Angst, wirklich Schaden zu nehmen, geliebte Menschen und den Platz in der Welt zu verlieren – wir
sind im engen Sinne existentiellen Ängsten ausgesetzt. Die Krise hat
den Boden, auf dem wir stehen, erschüttert – und das unter vollkommen unbekannten Rahmenbedingungen. Es gibt niemanden,
der so etwas schon erlebt hat, es gibt niemanden, der über ähnliche
Erfahrungen berichten und Sicherheit geben kann. Wir alle müssen
Schritt für Schritt lernen, diese Situation zu kennen und zu verstehen.

**Übung**

Welche inneren Anteile fühlen sich belastet? Worunter genau leidet
der Teil, was ist das Schlimmste für ihn? Macht er sich Sorgen um
Ihre eigene Gesundheit, um die von Menschen, die Ihnen wichtig
sind? Bangt er um ihre Lebensgrundlage? Oder steht für diesen
Teil etwas ganz anderes im Mittelpunkt?

Malen Sie das Teammitglied auf und suchen Sie nach einem
passenden Namen. Und notieren Sie wieder in einer Sprechblase
seine wichtigste Botschaft.

## 1.3  In den Grundfesten erschüttert:
## Wie wir mit unterschwelligen Ängsten umgehen

Besonders belastend ist die Situation, wenn sie auf vorverletzte innere Anteile, also auf alte Wunden trifft. Da es keine Biografie ohne schwierige Situationen und Verletzungen gibt, gehen wir davon aus, dass wir alle solche verletzten Teile in uns haben – natürlich in sehr unterschiedlichen Ausmaßen. Da wir alle in der Kindheit am verletzlichsten sind, sind dies meist kindliche Anteile.

Die Vorverletzungen, die mit Blick auf die Pandemie eine Rolle spielen, können sehr unterschiedlich sein. Naheliegend sind natürlich Erfahrungen mit Krankheit, Krankenhaus, Sterben und Tod. Wer selber schon schwer krank gewesen ist, dabei vielleicht sogar schlechte Erfahrungen mit Ärzten oder mit Krankenhäusern gemacht hat, wird womöglich empfindlicher und ängstlicher auf die Vorstellung reagieren, dass ein hochinfektiöser Virus unterwegs ist. Und ein Mensch, der erlebt hat, wie Mutter oder Vater, Partner, Freundinnen oder Kinder unter schwierigen oder traumatischen Umständen gestorben sind, gerät in der Pandemie vielleicht schneller in Angst oder gar Panik um seine Angehörigen oder sich selbst.

Aber es können auch andere Vorverletzungen eine Rolle spielen.

Nadia ist als Kind gemeinsam mit ihrer Familie nach Deutschland geflüchtet. Die Familie hatte im alten Heimatland schwere Verfolgung erlebt. Bei Nadia wird durch die Pandemie die Erfahrung getriggert, ohne eigenes Verschulden wie aus dem Nichts angegriffen zu werden, sich nicht schützen zu können und keinen sicheren Ort zu finden.

Auch die Erfahrung von Armut kann getriggert werden oder die Angst, auf einmal den Platz in der Welt zu verlieren, die viele Menschen mit sich herumtragen, deren Familien einmal fliehen und den gesamten Besitz zurücklassen mussten. Das kann heutige Migranten ebenso betreffen wie Deutsche, deren Eltern oder Großeltern nach dem Zweiten Weltkrieg fliehen mussten. Wir wissen heute, dass diese traumatischen Erfahrungen transgenerational weitergegeben werden und als latente Ängste auch in Nachkommen schlummern können, die lange nach dem Krieg geboren sind.

Die Erfahrung der Pandemie kann also je nach der eigenen Biografie und je nach Familiengeschichte auf ganz unterschiedlichen
Boden fallen und sehr unterschiedliche alte Ängste auslösen.

Aber nicht nur dann, wenn alte oder geerbte biografische Wunden berührt werden, können kindliche Gefühle auftauchen. Wir
sind mit einer unsichtbaren globalen Gefahr konfrontiert und wissen nicht, wie wir dieser begegnen können. Wir aktivieren alle Mittel
der modernen Welt, bauen unsere Intensivstationen aus, forschen
in Hochleistungslaboren, verlagern unsere Kommunikation ins
Internet – und bekommen die Situation dennoch nicht unter Kontrolle – die ganze Welt friert ein. Das ist eine unglaublich macht-
volle Erfahrung und aktiviert vormoderne Gefühle, die wir eigentlich glaubten, überwunden zu haben.

Zum Erwachsen-Sein, wie wir es verstehen, gehört ja die Erfahrung,
dass ich weiß, wie der Hase läuft. Ich kann planen und vorhersehen,
wie Dinge sich entwickeln. Wenn Probleme auftauchen, dann habe
ich in der Regel eine Idee, wie man ihnen begegnen kann – oder ich
weiß jedenfalls, wen ich fragen kann. Kurz: Ich kann mich in der Welt
orientieren und habe eine gewisse Kontrolle über mein Leben (oder
kann mir das zumindest einbilden). Die Pandemie macht uns klar, wie
schnell wir diese Kontrolle verlieren können, wie wenig Kontrolle wir
letztlich über die Welt und über unser Schicksal haben.

Das löst Gefühle aus, die man archaisch oder auch kindlich nennen kann, nämlich die Angst vor einer überwältigenden, unberechen-
baren Welt. Es gibt ein altes Volkslied, vielleicht kennen Sie es: »Es ist
ein Schnitter, heißt der Tod«. Es stammt in der ursprünglichen Ver-
sion aus dem Dreißigjährigen Krieg und beschreibt die Erfahrung,
der Macht des Schicksals und des Todes wehrlos ausgeliefert zu sein
(im Lied getröstet durch die Verheißung, nach dem Tod bei Gott auf-
gehoben zu sein). So eine Erfahrung lag zu Beginn der Pandemie in
der Luft, beschworen von den Warnungen der Virologen und von
den Bildern aus Italien und New York. Diese Erfahrung hat nicht
(oder nur punktuell an einigen Hotspots) unsere Realität in Deutschland geprägt, aber die Möglichkeit, dass alles außer Kontrolle gerät,
war spürbar. Wie tief die Erschütterung war, zeigt sich daran, wie
widerspruchslos wir alle damals in den ersten Lockdown gegangen
sind. Kein Streit, keine Diskussion, keine Schuldzuweisungen. Es war,

als würde die Welt stillstehen. Mit so bodenloser Angst zu tun zu bekommen, das fühlte sich höchst brisant an. Solche Ängste haben das Potential, uns zu lähmen und uns handlungsunfähig zu machen. Darum entwickelt unser Inneres Team Strategien, diese Ängste zu bändigen und zu neutralisieren.

Ein Weg dazu ist der Versuch, durch Vernunft und Aktivität möglichst schnell wieder in einen erwachsenen Zustand zu kommen. Vernünftige und aktivistische innere Anteile versuchen, die Angst zu beruhigen, indem sie sich informieren und aktiv werden. Unter ihrem Einfluss erklären wir unseren Kindern, uns selber und uns gegenseitig, was jetzt wichtig ist: Hände waschen, Abstand halten, Maske tragen. Wir diskutieren die neuesten Zahlen und Entwicklungen, die Strategien unserer Regierung und vergleichen sie mit denen anderer Länder, schimpfen über Fehler und wissen, was man besser machen könnte. Und auch wenn wir merken, dass diese permanente Informationsflut uns nicht guttut, ist es schwer, damit aufzuhören, denn die *Aktivistin* gibt uns ein Gefühl von Kontrolle: Immerhin bin ich auf dem Laufenden. Wir tun unsere Arbeit oder suchen nach Möglichkeiten, wie diese weitergehen kann, wir sorgen für unsere Kinder und älteren Verwandten und entwickeln eine Tagesstruktur. Wir haben viel zu tun. Und das ist auch gut, denn die Aktivistin verhindert, dass wir zu sehr in ängstigende Gefühle hineinkippen. Denn das ist die Schwierigkeit der größeren Ruhe, welche der Lockdown mit sich gebracht hat: In dem Moment, in dem wir zur Ruhe kommen, spüren wir mehr, wie es uns eigentlich geht. Und das ist im Moment nicht immer angenehm.

Ein anderer Weg, die Angst zu bändigen, besteht darin, die ängstlichen und kindlichen inneren Anteile durch Strenge zum Schweigen zu bringen: Nun stell dich mal nicht so an!

Ein Vierteljahr vor Corona hatte Daniel seinen Traumjob gefunden – und ihn in der Pandemie direkt wieder verloren, weil die Firma Stellen einsparen musste und es ihn als Neuen als Erstes traf. Auch die große Reise, die er gemeinsam mit seinem Partner seit Monaten geplant und ausgetüftelt hatte, musst er absagen. Ich (Dagmar Kumbier) sprach ihm mein Mitgefühl aus und sagte, dass Corona ihn wirklich hart getroffen habe. Daniel wurde richtig böse auf mich: »Mich hat es überhaupt nicht hart getroffen! Hart getroffen hat es die Menschen in Flüchtlingslagern, aber doch nicht mich! Ich lebe in Deutschland, ich habe ein Dach über dem Kopf, ich bin in Sicherheit.«

Ich dachte: Er hat recht – und er hat nicht recht. Einerseits stimmt das natürlich und es ist gut, das im Blick zu behalten. Weil es den Blick auf die eigenen Ressourcen richtet, weil es Maßstäbe zurechtrückt und Solidarität mit denen übt, denen es noch viel schlechter geht.

Andererseits wird es der eigenen seelischen Realität nicht gerecht. Denn auch wir in unserem Komfort sind erschüttert, verletzt und ängstlich. Und wenn wir uns nicht darum kümmern, dann wirken diese Gefühle aus dem Untergrund weiter. Das ist in etwa so, als wenn man einem weinenden Kind sagt, es solle aufhören zu weinen, weil die Kinder in Afrika nichts zu essen haben (ein Spruch, den alle kennen werden, die in den 1960er und 1970er Jahren in Deutschland Kind waren). Auch das hat gestimmt – aber nicht geholfen. Die Strenge ist die Kehrseite der Dankbaren, der wir vorhin schon begegnet sind (vgl. Abbildung auf S. 21). So positiv diese Dankbarkeit ist – wenn wir sie zum Anlass nehmen, unsere eigene innere Not nicht ernst zu nehmen, wird sie hohl. Dann wird sie zur Moralkeule und zum Instrument einer schwarzen Pädagogik, die Kindern (seien es reale äußere Kinder, seien es Kinder in unserem inneren Team) das Jammern abgewöhnen und sie abhärten will. Dann können wir weder unser Leid noch unsere Dankbarkeit wirklich empfinden, sondern passen unsere Gefühle an Vorstellungen und Bilder dessen an, wie wir vermeintlich fühlen sollten.

Ein dritter Weg, ängstigende Gefühle zu bändigen, ist Verleugnung. »Das ist doch alles gar nicht so schlimm und wirklich übertrieben! Das ist ein Irrtum, ein Mythos, vielleicht sogar eine weltweite Verschwörung! Da wird falsch gerechnet, das ist nicht schlimmer als die Grippe, vielleicht gibt es COVID-19 auch gar nicht!« Diese Strategie hat einen doppelten Vorteil: Erstens verschwindet die Bedrohung und zweitens kann ich mich als einer der wenigen fühlen, welcher das Ganze durchschaut. Der *Verleugner* gibt uns damit ein doppeltes Gefühl von Kontrolle. Kein Grund mehr, Angst zu haben. Im Extrem sind wir damit bei den Coronaleugnern – aber es gibt diese Strategie auch im Kleinen, in der beharrlichen Suche nach Hinweisen darauf, dass es so schlimm aber dann doch nicht ist, dass allmählich doch wirklich mal wieder Normalität möglich sein muss. Je länger die Situation gebremsten Lebens und gesellschaftlicher Starre andauert und je unerträglicher diese wird, desto größer ist die Versuchung, dem Wunsch nachzugeben, den Ernst der Situation zu leugnen. Es muss nun auch mal gut sein, weil die Lage einfach nicht mehr aushaltbar scheint.

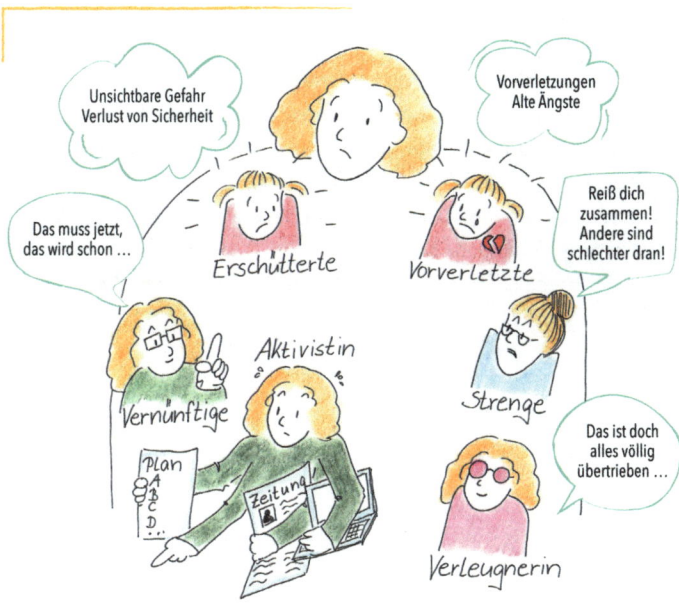

Ängstliche Anteile mit Schutz- und Bewältigungsmannschaft

**Übung**

Welche Teile in Ihnen haben Angst? Diese Teile sind oft gar nicht so leicht zu fassen, gerade wenn Sie jemand sind, der sein Leben sonst im Griff hat (und dem das auch wichtig ist). Dann spüren wir oft erst einmal nur eine seltsame Anspannung, ein Unwohlsein. Oder die Angst meldet sich nur in bestimmten Situationen – nachts oder als Erstes am Morgen. Manchmal ist es schwer, Teile im ersten Anlauf prägnant aufs Papier zu bekommen, man spürt dann eine vage Angst, ohne zu wissen, was der Teil eigentlich wirklich fürchtet. Notieren Sie ihn so klar oder so unklar, wie sie ihn eben greifen können.

Was fürchtet dieser Teil genau, was ist das Schlimmste für ihn? Hat er eine Vorverletzung, fällt also die jetzige Angst auf den Boden einer alten Erfahrung? Das kann offensichtlich sein oder auch nicht. Manchmal lohnt es sich, die Teile innerlich danach zu fragen.

Welche Schutzmannschaft springt an, um die Angst zu beruhigen? Einige mögliche Mitglieder der Schutzmannschaft sind oben aufgezählt: die Aktivistin (»Tu was!«), die Vernünftige (»Sei aufmerksam, vorsichtig und informiert!«, der Verleugner (»Alles nicht so schlimm!«), die Strenge (»Reiß dich zusammen!«). Gibt es diese in Ihnen auch? Oder sieht Ihre Bewältigungsmannschaft anders aus, haben Sie beispielsweise einen Ablenker in der Mannschaft, der Sie durch Serienmarathons, Computerspiele oder exzessiven Sport auf andere Gedanken bringt?

## 1.4  Schutz und Kontrolle um jeden Preis: Warum wir gereizter sind als sonst

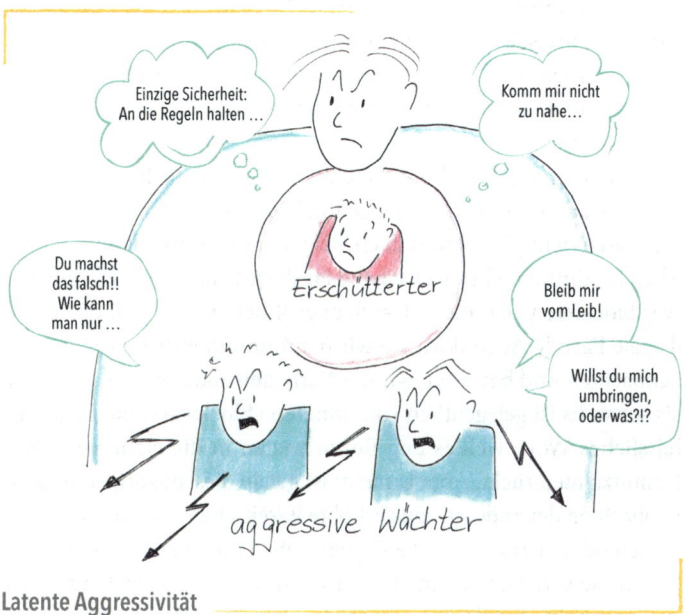

Latente Aggressivität

Das Einzige, was wir selbst in der Pandemie tun können, um uns zu schützen und um ein Gefühl von Kontrolle zu behalten, ist die Befolgung der Sicherheitsregeln: Abstand halten, Maske tragen, Hände waschen, lüften, Kontakte reduzieren.

Mit Beginn der Pandemie haben sich daher in vielen von uns *Wächter* entwickelt, die sehr genau darauf achten, ob uns jemand zu nahekommt. Wir alle haben eine Intimdistanz, einen Raum, in den andere Menschen nicht ohne Erlaubnis eindringen dürfen. Wie nah darf mir mein Partner oder meine Partnerin kommen, wie nah dürfen Freunde und wie nah dürfen Fremde mir kommen? Die Antworten auf diese Fragen sind unterschiedlich, aber gemeinsam ist uns allen, dass wir alle einen solchen Intimraum haben, eine unsichtbare Grenze, die markiert, wie nahe andere uns kommen dürfen. Unter dem Einfluss unserer Abstandswächter hat sich dieser Intimraum schlagartig vergrößert, nämlich auf 1,5 bis 2 Meter. Und wird die-

ser missachtet, dann wird uns nicht ein bisschen unwohl, sondern
wir werden wütend. Es geht dann nicht mehr um das Gefühl, dass
uns da jemand ein bisschen zu nah auf die Pelle rückt, aufdring-
lich oder übergriffig ist – sondern es fühlt sich an, als würde uns
jemand fahrlässig in Gefahr bringen. Es ist gefühlt lebensgefähr-
lich geworden, wenn die Distanz nicht stimmt. Das ist eine völlig
neue Qualität, die eine latente Reizbarkeit und Aggression in unser
Zusammenleben bringt.

Unter dem Einfluss dieser Wächter achten wir auch viel mehr als
sonst darauf, ob sich andere eigentlich an die Regeln halten. »Sitzt
die Maske richtig? Das sind doch viel mehr Leute als erlaubt und die
leben bestimmt nicht im gleichen Haushalt. Unmöglich, wie die den
Weg blockieren, darf dieses Geschäft geöffnet sein, da läuft doch eine
illegale Party!« Auch dort, wo wir nicht unmittelbar betroffen sind,
beobachten und bewerten wir das Verhalten anderer sehr viel mehr
als sonst. Es ist gelegentlich vom inneren »Blockwart« die Rede, ein
hässliches Wort, weil es den Bezeichneten in die Nähe von Nazi-
Denunzianten rückt. Aber gemeint ist genau dies: das argwöhnische
Beobachten der anderen, eine erhöhte Bereitschaft, andere zurechtzu-
weisen oder anzuzeigen. Die Regeln stehen für Kontrolle und wenn
andere sie verletzen, dann erleben wir das als Sabotage. Und sicher
spielt auch die Wut darüber eine Rolle, dass der andere sich hier (real
oder vermeintlich) etwas erlaubt, das wir selber uns mühevoll ver-
sagen. Wir werden auf diesen Punkt zurückkommen (siehe Kapitel 2.4, S. 72).

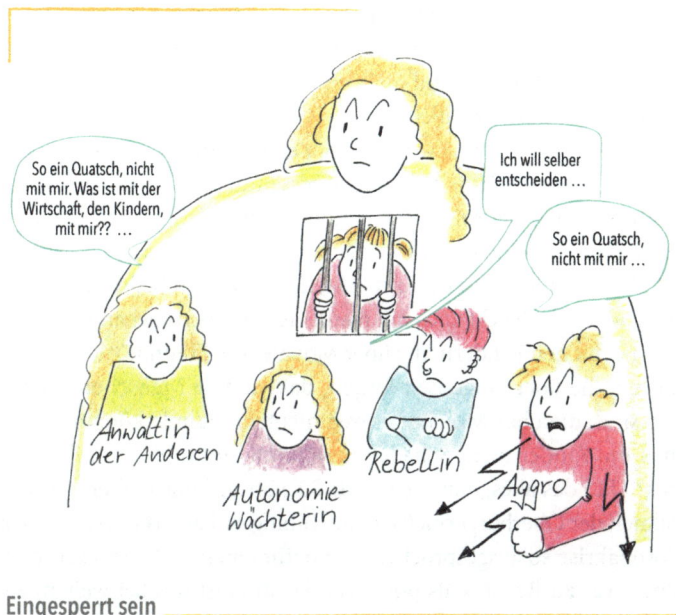

## Eingesperrt sein

Reizbarkeit und Aggression sind noch aus einem weiteren Grund gestiegen. Selbst dann, wenn wir mit den Regeln zur Eindämmung der Pandemie einverstanden sind, vielleicht sogar finden, diese sollten verschärft werden, können diese Regeln in uns Anteile aktivieren, die sich eingesperrt und bevormundet fühlen: Da kommt jemand und verbietet mir meine Berufsausübung. Da kommt jemand und sagt, du darfst übrigens auch deine Freundinnen nicht mehr treffen – oder wenn, dann nur eine und draußen (auch bei Minusgraden). Du darfst vielleicht auch deine Wohnung oder deinen Landkreis nicht mehr oder nur mit gutem Grund verlassen und Reisen kannst du gleich ganz vergessen.

Nicht mehr frei entscheiden zu können, was wir tun und wohin wir gehen, kann eine *Autonomiewächterin* auf den Plan rufen: »Das kann ich doch wohl selber entscheiden, auf welche Weise ich vorsichtig bin! Ich weiß, was ansteckend und was gefährlich ist, und man möge mir bitte schön Verantwortungsfähigkeit zutrauen! Und warum soll ich mich an Regeln halten, die mir nicht einleuchten? Wieso darf ich nicht in mein Ferienhaus fahren, nur weil es in einem

anderen Bundesland liegt? Da treffe ich doch nicht mehr Menschen
als zu Hause! Und warum soll ich nur noch einen einzigen Menschen treffen dürfen – und nicht einen Haushalt, wo doch ohnehin
alle engstens zusammenleben?«

Die meisten von uns werden auch einen inneren Anteil kennen,
der wie eine *Anwältin* für die Interessen derer eintritt, die nicht
gesundheitlich bedroht sind, sondern unter den Folgen der Einschränkungen leiden. »Was ist eigentlich mit der Wirtschaft, was ist
mit der beruflichen Existenz der Menschen in den bedrohten Branchen, was ist vielleicht auch mit meiner eigenen beruflichen Existenz?
Was ist mit den Kindern, die über Monate ihre Freunde nicht sehen
dürfen, die über lange Zeit lernen, dass andere Menschen gefährlich sind, die über Monate hinweg nicht zur Schule können? Nehmen die Kinder nicht Schaden, psychisch und in ihrem Bildungs-
weg? Und das alles, damit ein paar 80-Jährige länger leben?« Boris
Palmer, der Oberbürgermeister von Tübingen, hat das zu Beginn der
Coronakrise so ausgesprochen und dafür einen Shitstorm geerntet.
Und zwar zu Recht – als politische Position ist das bei weitem zu
undifferenziert (siehe dazu Kapitel 2.1, S. 45). Zugleich vertritt auch
dieses Teammitglied, das parteilich für diejenigen ist, die hart unter
den Coronaregeln leiden und wütend über den Schaden ist, den
diese anrichten, einen wichtigen Teil der Wahrheit.

Vielleicht gibt es auch einen *rebellischen Teil,* der sich generell
dagegen wehrt, dass ihm überhaupt jemand etwas vorschreiben
darf. Das mag bei manchen Jugendlichen der Fall sein und scheint
auch auf den Demonstrationen gegen die Coronamaßnahmen eine
gewisse Rolle zu spielen.

Eine weitere Folge des Eingesperrtseins liegt in einer erhöhten
Aggressivität anderen Menschen gegenüber. Das Gefühl von Eingesperrtsein und Enge führt bei vielen von uns dazu, dass wir schneller gereizt und genervt reagieren, dass wir leichter aus der Haut fahren.
Enge Wohnverhältnisse, materielle Not und Perspektivlosigkeit können dazu beitragen, dass daraus nicht nur Gereiztheit und schlechte
Laune, sondern auch Gewalt wird. Das gleiche gilt, wenn die Einschränkungen und das Eingesperrtsein brisante innere Themen aktivieren, also beispielsweise an traumatische Ohnmachtserfahrungen
erinnern oder als schwere narzistische Kränkung erlebt werden. Auch

Menschen, die generell Schwierigkeiten mit ihrer Affektkontrolle haben, können womöglich mit ihrer coronabedingt erhöhten Gereiztheit nur schwer umgehen. Aus diesen Gründen ist die häusliche Gewalt im Lockdown deutlich gestiegen, was umso dramatischer ist, als zugleich Zufluchts- und Unterstützungsmöglichkeit weggefallen sind, Schulen und Freizeiteinrichtungen geschlossen waren.

**Übung**

Gibt es Teile in Ihnen, die gereizt und wütend reagieren? Was genau macht diese Teile wütend, an welchem Punkt trifft die Pandemie diese? Geht es eher um Autonomie oder eher um das Eingesperrtsein, reagieren die Teile eher auf Regelüberschreitungen anderer oder eher darauf, dass umgekehrt Ihnen jemand real oder vermeintlich etwas vorschreiben will? Was verteidigt der Teil, was will er erreichen? Gibt es nur einen oder sind es womöglich mehrere mit unterschiedlichen Gründen, wütend zu sein mit unterschiedlichen Impulsen?

Malen Sie die Teile auf, suchen Sie nach einem Namen und formulieren Sie jeweils eine Kernbotschaft. Gerade wütende Teile haben es oft schwer im Inneren Team, weil sie zensiert oder bewertet werden. Das können Sie beispielsweise daran merken, wenn Ihnen nur abwertende Namen für diesen Teil einfallen (»das Arschloch«). Wer in Ihnen mag diesen Teil nicht? Malen Sie auch dieses Teammitglied auf, vielleicht ist es eine »Harmoniebedürftige«, die fürchtet, dass der wütende Anteil Porzellan zerschlägt? Versuchen Sie, beide Anteile innerlich zu Wort kommen zu lassen, und malen Sie beide auf.

## 1.5  Wir sind soziale Wesen: Warum wir uns trotz guter Vernetzung einsam fühlen

Zur allgemeinen Gereiztheit trägt auch bei, dass eine unserer wichtigsten Möglichkeiten, mit Angst und Unsicherheit umzugehen, nicht funktioniert. Wir Menschen sind von Grund auf soziale Wesen, wir brauchen Kontakt. Gerade dann, wenn wir besorgt sind, es uns nicht gut geht, sucht unser inneres *Herdentier* Kontakt und Nähe zu den Menschen, die uns wichtig sind, denen wir vertrauen.

Die Art dieses Kontaktes kann sehr unterschiedlich aussehen. Man kann über Gefühle sprechen und seine Sorgen mit anderen teilen, sich in den Arm nehmen, weinen oder schimpfen, zusammen Fußball spielen oder Serien gucken, gemeinsam spielen oder Musik machen, zusammen kochen, grillen oder essen gehen, eine Wohnung renovieren und einfach zusammensitzen und sich unterhalten.

Welche Art von Kontakt uns nährt, ist sehr unterschiedlich – was uns eint, ist jedoch: Irgendeine Form brauchen wir alle. Und das ist momentan nur sehr eingeschränkt möglich. Entgegen unserer Intuition müssen wir angesichts der Bedrohung Abstand halten, statt Nähe zu suchen. Wir dürfen nicht beieinander Unterstützung, Ablenkung, Halt oder Trost suchen und keine Videokonferenz, kein Telefonat und kein soziales Netzwerk kann die unmittelbare körperliche Nähe ersetzen. In vielen Gesprächen mit Freunden, Kolleginnen und Klienten fällt der Satz »Eigentlich bin ich gar nicht einsam, ich habe fast mehr Kontakt mit meinen Freunden und meiner Familie als sonst – per Telefon, per Video.« Die technisch vermittelte Nähe wird oft eher zu viel: nicht schon wieder die ganze Zeit reden, nicht schon wieder Menschen in viereckigen Kästchen sehen. Und dennoch fühlen wir uns einsam und dennoch fehlt Nähe.

Der Unterschied zwischen virtueller und realer Nähe muss inzwischen niemandem mehr erklärt werden. Technisch vermittelte Nähe am Computer oder am Telefon ist so etwas wie Astronautennahrung. Man bekommt die Nährstoffe, die man zum Überleben braucht, man kann weitermachen, auch über längere Zeit. Und es ist deutlich, sehr deutlich besser als nichts. Aber es fühlt sich nicht wirklich wie Essen an, es schmeckt nach nichts und bereitet keinen Genuss. Und man wird auch nicht wirklich satt davon, Magen und Geschmacksnerven fragen ungläubig: Das soll jetzt Essen gewesen sein? Ebenso brauchen wir physische Nähe, um unser Kontaktbedürfnis zu stillen, wir müssen den anderen in Gänze sehen, riechen und fühlen, seine Nähe körperlich spüren, in beiläufigen körperlichen Berührungen, im Nebeneinandersitzen und in Umarmungen.

Daher fühlen sich auch Menschen einsam, die wirklich gut vernetzt sind. Und natürlich gilt das noch viel mehr für Menschen, die weniger gut vernetzt sind, die allein leben und die gar keine Berührungen und unmittelbare Zuwendung mehr zu spüren bekommen.

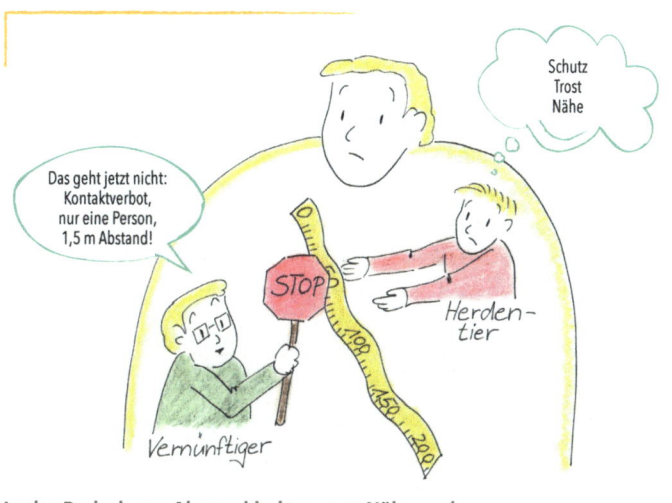

**In der Bedrohung Abstand halten statt Nähe suchen**

Schwierig dabei ist nicht nur, dass wir selbst nicht mehr den Kontakt bekommen, den wir brauchen – mindestens genauso schlimm ist es, dass wir auch andere nicht mehr so unterstützen und trösten können, wie es nötig wäre. Im ersten Lockdown war es für viele von uns überaus quälend, die Eltern, die Großeltern, nicht mehr besuchen zu können und zu beobachten, wie viele vereinsamen. Besonders schwer betroffen waren demenzkranke Menschen, die in keiner Weise verstehen konnten, warum auf einmal alles anders war, warum auf einmal ihre Angehörigen nicht mehr kamen, warum alle Menschen um sie herum Masken trugen, warum sie allein auf ihrem Zimmer essen mussten. Viele fühlten sich verlassen und waren untröstlich. Der Verlust der gewohnten Geborgenheit verstärkte die Verwirrung und den Verlust der Orientierungsfähigkeit.

Vollends unerträglich wurde die erzwungene Distanz dann, wenn es nicht möglich war, schwer kranken oder gar sterbenden Angehörigen oder Freunden beizustehen und hilflos aus der Ferne zuzusehen, wie diese einsam im Krankenhaus litten, womöglich einsam starben. Diese Erfahrungen lassen uns hilflos, verzweifelt, wütend und voller Schuldgefühle zurück, auch wenn klar ist, dass wir gar keine Möglichkeit hatten, da zu sein und Unterstützung zu leisten.

**Übung**

Wenn Sie auf Ihre Beziehungen während der Pandemie schauen – wer meldet sich dann in Ihrem Inneren Team? Vielleicht ein Nähesehnsüchtiger? Oder eine Tochter, die sich gern mehr um die alten Eltern kümmern will? Aber auch ein Teil, der durchaus dankbar ist, momentan mehr Zeit für sich zu haben oder der froh ist, manche Menschen im Moment nicht oder nur selten sehen zu müssen, wäre willkommen!

## 1.6  Zwischen Nähesehnsucht und Ansteckungsangst: Unser Inneres Team im Balanceakt

Auf der einen Seite sind wir emotional unversorgt und sehnen uns nach Nähe und auf der anderen Seite ist gerade diese zu einer Gefahr geworden. Daraus folgt ein inneres Kippbild: Wir sind hin und her gerissen zwischen Nähesehnsucht und Ansteckungsangst.

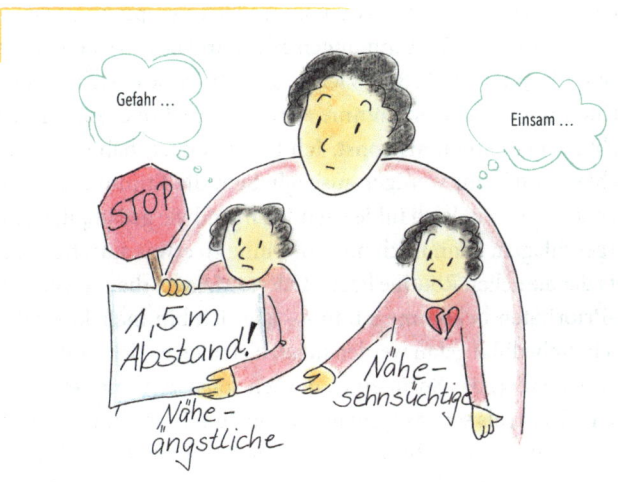

Zwischen Nähesehnsucht und Ansteckungsangst

Nähe ist in einem Maße ambivalent geworden, das wir vorher nicht kannten. Es ist uns während der Pandemie in Fleisch und Blut übergegangen, dass andere Menschen eine Gefahr für uns darstellen – nicht deswegen, weil sie uns etwas tun, sondern einfach deswegen, weil sie atmen, weil sie da sind. Wir mussten das verinnerlichen, anders hätten wir unseren Alltag gar nicht überstehen können. Es bleibt abzuwarten, ob und in welchem Tempo wir das nach der Krise wieder loswerden oder ob uns diese Angst so tief in unser Unbewusstes gesickert ist, dass es uns gar nicht mehr als etwas Besonderes auffällt. Das würde einen Verlust und eine emotionale Verarmung bedeuten. Wir jedenfalls hoffen darauf, dass unsere kraftvolle nähesehnsüchtige Seite sich wieder durchsetzen wird, wenn es möglich ist!

Ein zweites Kippbild: Viele, wenn nicht die meisten Menschen sagen, dass sie eigentlich ganz gut mit der Situation klarkommen. Zuweilen scheint es fast zum guten Ton zu gehören, zu betonen, dass es einem im Vergleich noch gut geht, zu erzählen, wie ordentlich man alles trotz der Belastungen doch hinbekommt. Man will ja nicht jammern, man ist schließlich resilient und kann mit diesem Stress umgehen. Letztlich will man auch hier nicht zu den Schlusslichtern gehören.

Zugleich werden viele Stresssymptome, viele Symptome aus dem Umkreis depressiver Verstimmungen erlebt und beschrieben (siehe dazu auch Kapitel 2.5, S. 87). Viele sagen Dinge wie: »Ich schlafe schlechter, bin unruhiger, komme schwerer zur Ruhe, kann mich schlechter entspannen als sonst. Ich bin gereizter, habe häufiger schlechte Laune, bin weniger ausgeglichen, die Stimmung kippt leichter als sonst. Zugleich fühle ich mich irgendwie gedämpft, latent niedergeschlagen, kann mich nur mit Mühe zu etwas aufraffen, das jenseits der aktuellen Routine liegt.« Oder: »Meine Arbeit schaffe ich, die A-Prioritäten bekomme ich hin – aber ich bin ineffektiv, alles, was nicht unbedingt getan werden muss, bleibt liegen. Ich fühle mich weniger lebendig, das Sprühende, das ich sonst von mir kenne, ist nicht da.« Es ist, als sei das Licht ein wenig dunkler gedimmt, als sei das Leben auf einmal schwarz-weiß. Und manchmal fällt das erst auf, wenn es für einen Moment wieder anders und so wie früher ist.

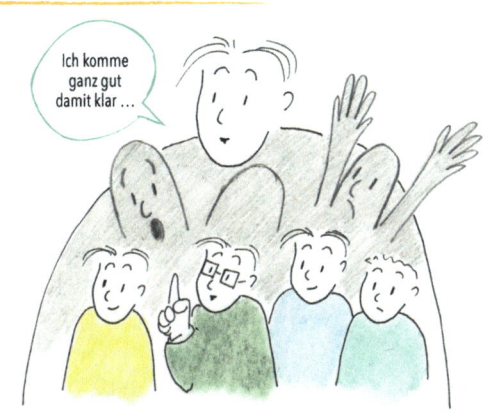

**Nicht mentalisierte Gefühle im Untergrund**

Da ist etwas los im Untergrund unseres Bewusstseins. Es spuken Gefühle in uns herum, die wir kaum wahrnehmen und schon gar nicht mentalisieren können. Mentalisieren bedeutet, dass ich von den inneren Vorgängen bei mir oder bei anderen ein Bild habe, dass ich eine Sprache dafür habe, was in mir gerade los ist (Fonagy, Gergely, Jurist u. Target, 2004). Wir haben den Eindruck, dass das im Moment auch Menschen schwerfällt, die sich eigentlich ganz gut kennen. In uns allen ist im Untergrund viel los – wir bekommen es jedoch nicht wirklich zu fassen. Wir wissen nicht mehr wirklich, wie es uns geht, wir leben in einer beständigen inneren Anspannung und mit dem Gefühl latenter Gefahr.

**Übung**

Werfen Sie abschließend einen Blick auf das Innere Team, das Sie bislang gemalt haben. Wenn Sie an sich in der Coronazeit denken: Fehlt noch jemand? Vielleicht ein Erschöpfter, der einfach nicht mehr kann? Oder eine Sehnsüchtige, die manche Dinge arg vermisst?

Ergänzen Sie die fehlenden Teammitglieder, finden Sie einen Namen und eine Kernbotschaft (Sie kennen das ja inzwischen). Und dann lehnen Sie sich zurück und werfen Sie einen Blick auf Ihr Inneres Team. Wie geht es Ihnen beim Blick darauf, in was für eine Stimmung kommen Sie? Woran bleiben Sie hängen? Was ist bekannt, was ist neu? Gibt es etwas, worum Sie sich kümmern möchten?

Wir werden später auf Ihr Inneres Team zurückkommen (siehe Kapitel 3.2, S. 110).

# 2 Noch eine Welle, noch ein Lockdown
## Was uns zermürbt

Bislang haben wir uns angeschaut, wie unser Inneres Team auf die Pandemie, den Lockdown und die neuen Regeln reagiert hat, welche Teammitglieder in uns angesprungen sind und welche innere Dynamik sich entwickelt hat. Jetzt möchten wir die Perspektive etwas ändern und der Frage nachgehen, was genau die Situation so unerträglich macht. Ja, die Pandemie löst eine Menge unangenehme Gefühle in uns aus. Aber warum gelingt es uns nicht besser, uns an die Situation zu gewöhnen? Ist es wirklich nur die lange Zeitdauer der Krise, die uns so sehr zermürbt? Wir werden dieser Frage aus sechs verschiedenen Perspektiven nachgehen und dabei verschiedene Herangehensweisen nutzen: ein gestalttherapeutisches und ein kommunikationspsychologisches Modell, den philosophischen Begriff des Dilemmas, traumatherapeutische und neurobiologische Ansätze und zum Schluss noch einmal das Innere Team.

## 2.1 Die Säulen unserer Identität wackeln: Selbst(wert)gefühl unter Druck

Der Psychologe und Gestalttherapeut Hilarion Petzold hat das Modell der fünf Säulen der Identität entwickelt (2012). Das Modell geht davon aus, dass es fünf verschiedene Bereiche gibt, aus denen sich unsere Identität speist, die unser Selbstgefühl und unser Selbstwertgefühl tragen:

- **Arbeit/Leistung:** Habe ich eine Aufgabe und einen Platz im Leben gefunden, mit dem ich mich identifizieren kann, an dem ich sichtbar bin, respektiert und geachtet werde?

- **Soziales Netz:** Habe ich ein tragfähiges soziales Netz, also die Anzahl und Art an Kontakten, die ich mir wünsche und die ich brauche?
- **Körper:** Fühle ich mich in meinem Körper wohl und stabil, sind meine körperlichen Grundbedürfnisse erfüllt?
- **Materielle Sicherheit:** Bin ich materiell abgesichert, habe ich ein Heim und genug Geld zur Verfügung, so dass meine Familie und ich gut leben können? Und ist diese materielle Lebensgrundlage hinreichend sicher und verlässlich?
- **Werte/Sinn:** Gibt es Werte, mit denen ich mich identifizieren kann und lebe ich in Einklang mit diesen? Und gibt es einen Sinn in meinem Leben, der mich trägt?

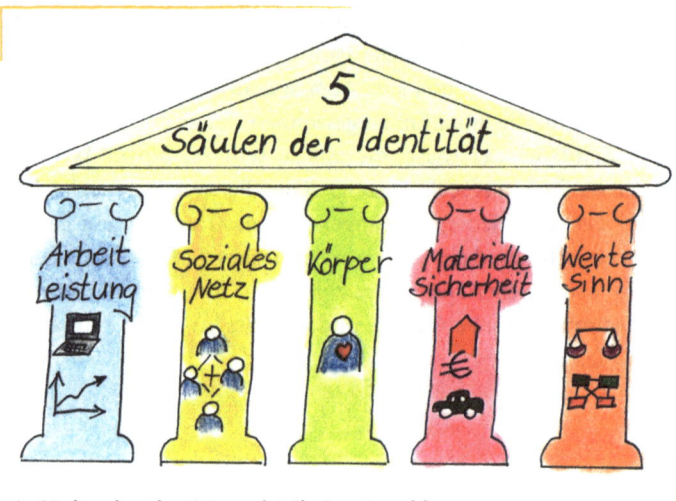

Die Säulen der Identität nach Hilarion Petzold

Wenn wir alle diese Fragen bejahen können, wenn alle Säulen unserer Identität stabil sind, dann geht es uns gut, dann stehen wir fest im Leben und sind nicht so leicht zu erschüttern. Zugleich passiert es immer mal wieder, dass eine Säule kippelt: weil wir unsere Arbeit verlieren oder mit unserer bisherigen Aufgabe nicht mehr zufrieden sind. Weil eine Trennung unser Leben erschüttert, wir Freunde verlieren, ein wichtiger Mensch stirbt – oder auch, weil wir umziehen und unser soziales Netz neu knüpfen müssen. Weil wir krank werden oder durch Arbeitslosigkeit, eine Veränderung der Wirtschaft oder Pech unser Einkommen verlieren. Oder weil wir in eine Sinnkrise geraten, unseren Glauben oder das Vertrauen in die Demokratie verlieren.

Wenn eine Säule ins Wanken gerät, dann können wir das gut ausgleichen, wenn die anderen Säulen stabil sind. Je mehr von diesen Säulen gleichzeitig erschüttert werden, desto krisenhafter fühlt sich unser Leben an, desto unsicherer stehen wir da, desto fragiler wird das Gerüst unserer Identität, desto schwerer fällt es uns, den Kopf über Wasser zu halten.

Schauen wir uns an, was mit diesen Säulen in der Coronazeit passiert ist.

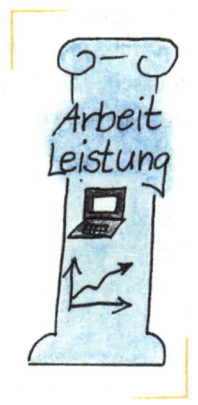

Mit Blick auf unsere Arbeit sind wir fast alle von jetzt auf gleich mit einschneidenden Veränderungen konfrontiert worden. Welche Branche wäre nicht betroffen? Viele sind ins Homeoffice katapultiert worden und mussten den Kontakt zu ihren Kunden, Klientinnen, Patienten, Schülerinnen auf Online-Formate verlegen. Wir alle haben eine Zwangsfortbildung in Digitalisierung bekommen (Wer von Ihnen kannte Anfang 2020 ein Programm namens Zoom?).

Bei vielen ist diese Veränderung existenzbedrohend, für Restaurant- und Hotelbesitzer, für Künstlerinnen, für viele Besitzer kleiner Läden geht es um das nackte Überleben. Damit ist der Platz im Leben bedroht, die Aufgabe, mit der man sich identifiziert, vielleicht das Lebenswerk. Ein wichtiger Teil des Lebens bricht in sich zusammen. Besonders schmerzhaft ist, dass die Arbeit nicht unmittelbar durch das Virus wegbricht, sondern durch politische Entscheidungen. Da hat jemand entschieden, dass ich meinen Laden, meine Firma für Monate schließen muss, um das Virus einzudämmen. Die Gesellschaft (oder die Politik) findet offenbar, dass meine Arbeit nicht »systemrelevant« ist. Es ist schwer, diesen Zustand nicht als Kränkung zu erleben und der Satz »wir sind systemrelevant« ist entsprechend zum Leitmotiv bei Demonstrationen vieler Branchen geworden.

Andere sind in die totale Überlastung geraten – beispielsweise Ärzte und Pflegerinnen in der Klinik, Eltern im Spagat zwischen

Homeoffice und Homeschooling, Lehrer, Altenpflegerinnen, Erzieher, Verkäuferinnen, oft auch Postboten, welche uns all das nach Hause tragen, das wir nun im Internet bestellen. Sie tun ihr Möglichstes, um die Folgen der Pandemie zu bewältigen, um mit Rahmenbedingungen zurecht zu kommen, die sich ständig ändern, um die Menschen, die ihnen anvertraut sind oder für die sie arbeiten, bestmöglich zu unterstützen, zu begleiten oder zu retten.

Wir sind auf unterschiedliche Weise und unterschiedlich stark betroffen. Aber bei uns allen ist die Balance durcheinandergeraten. Wir haben zu viel oder zu wenig Arbeit, vielleicht hat sich auch die Art unserer Arbeit verändert, weil wir auf einmal online arbeiten müssen. Gleichviel, ob wir dies als inspirierend und bereichernd oder als schwierig erleben: Es fordert uns, wir müssen uns ändern.

**Übung**

Wie sieht die Säule Arbeit bei Ihnen aus? Konnten Sie (fast) unbeeinträchtigt weiterarbeiten oder hat sich Ihr Berufsalltag verändert, haben Sie gar Ihre Arbeit verloren? Gab es Einschränkungen in der Art, wie Sie Ihren Beruf ausüben können, sind Sie so wirksam wie bisher, haben Sie so viel Spaß an der Arbeit wie sonst? Ist Ihre Arbeit anstrengender geworden, sind Sie womöglich phasenweise oder dauerhaft am Rande Ihrer Leistungsfähigkeit? Ist die Wertschätzung für Ihre Arbeit eingebrochen, Ihr berufliches Lebenswerk in Gefahr? Oder ist die Wertschätzung für Ihre Arbeit sogar gestiegen, haben Sie neue Möglichkeiten entdeckt, gibt es positive Folgen der Pandemie für Sie?

Nehmen Sie sich ein Blatt Papier und malen Sie die Säule auf - so, dass noch vier weitere daneben Platz haben. Wie stabil oder instabil ist diese Säule? Steht sie noch, hat sie Risse, ernsthafte Schäden oder ist sie sogar zusammengebrochen?

Noch gravierender betroffen ist die soziale Säule. Wir alle können unsere Freunde und unsere Familien kaum noch sehen, nicht einmal Weihnachten und Ostern konnten wir unbeschwert zusammen feiern.

Vor allem durften wir uns plötzlich nicht mehr berühren: weder innig noch beiläufig, weder tröstend noch spielerisch. Wer mit Partner, Partnerin oder Familie zusammenlebt, hat es in diesem Punkt noch gut, Alleinlebende und Singles sind hier besonders hart getroffen. Es ist ein besonderes Gefühl von Einsamkeit, nicht mehr berührt zu werden. Und die zeitweise geltende Regel, sich für einen Freund, eine befreundete Familie entscheiden zu müssen, um die Kontakte zu begrenzen, mag virologisch gut durchdacht gewesen sein – psychologisch war sie eine Katastrophe. Denn sie schloss gerade diejenigen aus, die schon zuvor eher am Rand waren, sie verstärkte Einsamkeit und Vereinsamung und hinterließ viele mit dem nagenden Gefühl, nun den Beweis dafür zu haben, für niemanden die Nummer eins zu sein, für niemanden wirklich wichtig zu sein.

Nicht zuletzt hat die Pandemie einige Zwietracht in Familien und Freundeskreise getragen. Der unterschiedliche Umgang mit der Pandemie ist oft nicht leicht zu bewältigen, nicht nur zwischen querdenkenden Coronaleugnern und Menschen, die sich an der Wissenschaft orientieren, sondern auch zwischen Menschen, welche die Vorsichtsmaßnahmen eigentlich für richtig halten – aber dennoch zu ganz unterschiedlichen Ergebnissen kommen, was geboten, übertrieben oder angemessen ist (siehe Kapitel 2.2, S. 57). Ebenso tut es der Zuneigung und der Liebe nicht immer gut, wenn man allzu sehr aufeinander hockt, insbesondere dann, wenn die Wohnsituation ohnehin beengt ist und eine Familie nicht den Luxus von ausreichend Platz oder gar von einem Garten hat.

Viele von uns bekommen also nicht mehr die Art und das Ausmaß an Kontakt, das sie brauchen, um sich wohl zu fühlen, um satt zu werden. Das gilt auch für Menschen, die eigentlich gut vernetzt sind, die Freunde haben, die einen liebevollen Kontakt zu ihrer Familie haben. Und es gilt um vieles mehr für diejenigen, die ohnehin schon mit Einsamkeit und Vereinsamung zu kämpfen haben.

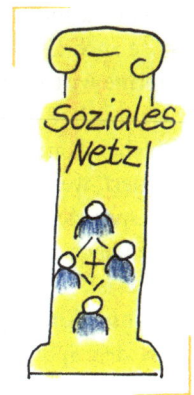

**Übung**

Wie sieht Ihre soziale Säule aus? Wie viel ist von Ihrem normalen sozialen Leben verloren gegangen? Welche Kontakte, welche Rituale können Sie pflegen und welche nicht? Wie sehr leiden Sie unter den Einschränkungen in der Art, wie Sie ihre Familie und Ihre Freunde sehen können, wie sehr leiden Sie darunter, weniger berührt zu werden und weniger zu berühren, weniger für andere da sein zu können? Gestatten Sie sich, subjektiv zu sein und vergleichen Sie sich nicht mit anderen – entscheidend ist ausschließlich Ihr eigenes Gefühl.

Malen Sie auch diese Säule auf: Wie stabil oder instabil ist sie? Steht sie noch, hat sie Risse, ernsthafte Schäden oder ist sie sogar zusammengebrochen?

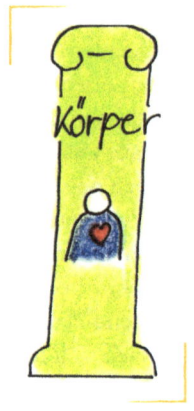

Wenn die Krankheit uns erwischt, womöglich sogar schwer, dann liegt auf der Hand, dass auch unsere Körpersäule einschneidend betroffen ist.

Aber auch wenn wir uns nicht oder noch nicht infiziert haben: Das selbstverständliche Gefühl von Gesundheit und der Glaube an die eigene Unverletzlichkeit, der uns normalerweise begleitet (Kumbier 2019, 20 f.), ist bei vielen von uns schwer erschüttert. Da ist eine Pandemie unterwegs, die so ansteckend ist, dass weltweit Länder Geschäfte, Schulen und teilweise auch Grenzen dicht machen und dafür enorme wirtschaftliche Schäden in Kauf nehmen. Auch wenn wir das im Alltag meist (glücklicherweise) beiseiteschieben können – das hat schon eine Wucht! Und die Frage, was passiert, wenn ich mich infiziere, schleicht sich in unser Denken ein, spätestens seit klar ist, dass die Krankheit bei manchen Menschen nach dem Abklingen der akuten Symptome nicht unbedingt vorbei ist.

Unser Körpergefühl ist oder war auch dadurch beeinträchtigt, dass viele Sport- und Bewegungsmöglichkeiten während der Lockdowns weggefallen sind. Fitnessstudios waren ebenso geschlossen wie Sportvereine und Tanzschulen, Lauftreffs durften nur ein-geschränkt stattfinden. Natürlich kann man auch allein Joggen oder Laufen gehen, Yoga und Gymnastik zu Hause oder in Online-Gruppen machen. Aber vielen Menschen fällt es schwer, sich allein aufzuraffen. Und so haben viele von uns weniger Bewegung als sonst bekommen und sind weniger fit, haben womöglich auch zugenommen. Und das Thema »weniger Körperkontakt« beeinflusst auch die Körpersäule. Weniger berührt werden bedeutet weniger körperliches Wohlbefinden, weniger Stressabbau.

Ein letzter Punkt: Viele von uns sehen oder sahen anders aus als sonst. Denn Friseure, Kosmetikerinnen und Nagelstudios hat-ten immer wieder monatelang zu, wir haben viel weniger Kleidung gekauft (shoppen macht online keinen Spaß und man konnte sie ja sowieso nicht ausführen). Mode spielte auf einmal eine unter-geordnete Rolle, schminken musste man sich auch nicht mehr und wir alle sind friedlich mit unseren Jogginghosen als zweite Haut verwachsen. Das muss nicht nur negativ sein, es kann auch ent-lastend und befreiend wirken, wenn der hohe Anspruch an Aus-sehen und Styling wegfällt. Aber es ist auf jeden Fall eine Ver-änderung: Das Ich, das einen aus dem Spiegel anschaut, hat ein anderes Gesicht.

Auch wenn wir nicht selbst erkrankt sind, kann die Pandemie unser Körpergefühl also deutlich beeinträchtigen.

### Übung

Wie sieht Ihre Körpersäule aus? Sind oder waren Sie an COVID-19 erkrankt und welchen Einfluss hat oder hatte das auf Sie? Wie sehr beeinträchtigt Sie die latente Ansteckungsgefahr noch? Machen Sie so viel Sport wie sonst – oder weniger? Oder mehr? Hat sich Ihr Gewicht verändert (und wie geht es Ihnen damit)? Wie und wie stark hat sich Ihr Körpergefühl durch die Pandemie und die Schutz-maßnahmen verändert?

Malen Sie auch diese Säule auf.

Bei der materiellen Sicherheit dürfte die Schere der persönlichen Betroffenheit am weitesten auseinander gehen. In manchen Branchen gab es Kurzarbeit, was gerade bei kleinen oder mittleren Einkommen empfindliche Verluste bedeutet. Manchen Menschen, manchen Branchen ist das komplette Einkommen weggebrochen, viele Betriebe sind insolvent gegangen oder von der Pleite bedroht. Die Unternehmer und die Beschäftigten sind darauf angewiesen, dass der Coronaschutzschirm funktioniert und fragen sich, wovon sie in Zukunft leben sollen.

Bei anderen ist das Einkommen nicht betroffen. Zum Beispiel bei Beamten, den meisten Mitarbeiterinnen des Gesundheitswesens oder Verkäufern bleibt das Einkommen stabil, viele Menschen konnten online weiterarbeiten. Und manche Branchen, manche Menschen haben sogar profitiert. Hat jemand von Ihnen rechtzeitig Zoom-Aktien gekauft? Herzlichen Glückwunsch! Onlinedienste und -versand, Lebensmittelhandel und Drogerien, Software- und Logistikunternehmen profitieren von der Krise, ebenso Teile der Pharmaindustrie und Medizintechnik. Auch die Preise für Immobilien sind weiter gestiegen.

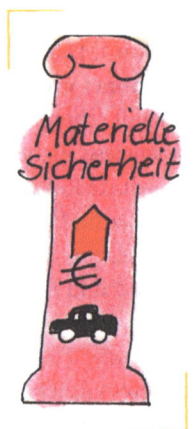

Anders als anfangs erwartet trifft die Pandemie also gerade nicht alle gleich. Die Immobilien und die Aktienpakete der Wohlhabenden sind im Wert gestiegen, Akademiker konnten meist vom Homeoffice aus arbeiten. Die materiellen Einbrüche haben insbesondere die kleinen Unternehmerinnen getroffen, die von ihrem Restaurant, ihrem kleinen Laden leben – und sie treffen damit auch die Menschen, die dort arbeiten. Die Verluste treffen die kleinen Leute. Die Pandemie verschärft also die soziale Spaltung.

Dennoch kann auch die Säule derer Risse bekommen, die bislang keinen Einkommensverlust zu verkraften hatten. Denn zu dieser Säule gehört auch die Sorge um die Weltwirtschaft, die Sorge um die wirtschaftliche Leistungsfähigkeit und die wirtschaftlichen Leistungsgrenzen unseres Staates. Die Wirtschaft wird gerade mit Milliardenbeträgen dabei unterstützt, die Krise zu überstehen. Das ist sicher auch sinnvoll und hat Schlimmeres verhindert. Dennoch stellen wir uns vermutlich alle die Frage, wer das bezahlen soll – zumal sich die Krise der Wirtschaft ja auch in sinkenden Steuereinnahmen spiegelt und über die Pandemie hinaus Auswirkungen haben wird.

Auch diejenigen, die aktuell gut da stehen, können sich also nicht unbedingt darauf verlassen, dass ihr Wohlstand und ihre materielle Sicherheit stabil bleiben wird. Für diese Säule gilt also ebenfalls: Ganz ungeschoren kommt kaum einer davon.

**Übung**

Hat die Pandemie Ihr Einkommen und Ihre materielle Sicherheit verändert? Hat sich Ihr Einkommen verringert oder ist es sogar weggebrochen, ist Ihr Lebensunterhalt weniger sicher als vorher? Oder gehören Sie womöglich zu denen, die von der der Pandemie finanziell profitiert haben, weil Ihre Branche, ihre Arbeit nun besonders gebraucht wird? Wie sieht diese Säule aus, ist sie stabil, hat sie Risse, ist sie wacklig geworden oder sogar zusammengebrochen?

Auch die letzte Säule ist betroffen, auch unsere Werte stehen in Frage. Vieles, was sich bislang als Lebensstrategie bewährt hat, ist in der Pandemie nicht möglich. Zusammenrücken als Familie? Fehlanzeige! Den Kopf nicht hängen lassen, aktive Problembewältigung, es wird alles nicht so heiß gegessen, wie es gekocht wird? Trägt nur in Grenzen. Wir mussten uns permanent neu orientieren und entscheiden, worauf wir vertrauen, wie wir Zahlen interpretieren, wen wir vertrauenswürdig finden und wen nicht. Menschen, mit denen wir uns bislang in Werten und Haltungen einig zu sein schienen, 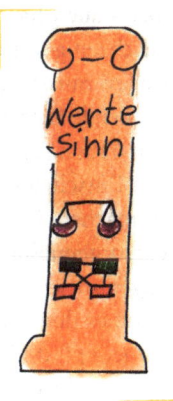 finden wir auf einmal in Ecken wieder, in die wir ihnen nicht mehr zu folgen vermögen, die wir womöglich nicht einmal mehr tolerieren können oder wollen.

Und es ist schwer, sich nicht zu positionieren: Was halten wir von den Lockerungen? Ist eine Verlängerung des Lockdowns richtig oder fatal? Wie reagieren wir auf die zahllosen Youtube-Videos, die wir von Freunden oder Bekannten bekommen? Schreiben wir zurück, dass wir das nicht lustig, sondern abwegig, vielleicht sogar gefährlich finden? Oder lieber schweigen? Aber was, wenn doch was dran wäre – ach Unsinn. Und wie verhalten wir uns konkret? Treffen wir uns mit der Supervisionsgruppe lieber online oder doch real (man darf ja gerade!). Oder sind es gerade diese kleinen Fluchten, welche die Zahlen immer wieder hochtreiben? Ist es wichtig, auch mal Fünfe gerade sein zu lassen, denn sonst übersteht man das doch psychisch gar nicht – oder ist jetzt der Zeitpunkt, wirklich konsequent zu sein, damit die Welle endlich gebrochen wird?

Wir mussten und müssen uns ununterbrochen positionieren, im Großen wie im Kleinen. Und keiner von uns konnte hier auf Erfahrungswerte zurückgreifen. Keiner hat einen Familien-, Freundes-, Bekanntenkreis, in dem sich alle einig sind, keiner hat den Abstand, beurteilen zu können, was letztlich richtig gewesen sein wird (wenn es denn so etwas wie die eine Wahrheit geben sollte). Es geht um viel – und wir haben wenig Orientierung.

Diese Schwierigkeit setzt sich auf der gesellschaftlichen Ebene fort – auch hier mussten wir uns ständig neu positionieren und gleichzeitig feststellen, dass die Politiker, die diese Entscheidungen treffen mussten, nicht zu beneiden sind. Denn sie mussten weitreichende Entscheidungen auf der Basis unvollständiger Informationen treffen. Und die anfängliche Bereitschaft, zusammen zu stehen, den Entscheiderinnen zu folgen und ihnen zuzugestehen, Fehler zu machen, hat im Laufe der Pandemie rapide abgenommen. Die Vorsorgemaßnahmen wurden zunehmend als inkonsistent und ungerecht erlebt. Wer darf wann öffnen und wer nicht – und warum, wenn es doch eigentlich Hygienekonzepte gibt? Wer wird als Erstes geimpft und ist das gerecht? Soll es »Privilegien« für Geimpfte geben – obwohl diese doch ohnehin schon das Privileg hatten, eher als andere dranzukommen? Oder ist das zwingend geboten, weil man die Einschränkungen ihrer Grundrechte nach der Impfung nicht mehr begründen kann? Das ist viel diskutiert worden, da hat es viel Ärger und viele unterschiedliche und unvereinbare Maßstäbe für

Gerechtigkeit gegeben (siehe Kapitel 1.3, S. 27). Entsprechend sind immer mehr gesellschaftliche Verteilungskonflikte aufgebrochen.

Auch gesellschaftlich wackelt die Wertebasis. Mit dieser Säule ist daher auch die Angst verbunden, dass sich die Gesellschaft auseinander entwickelt und dass Verteilungskonflikte und Spaltung gezielt durch Extremisten vertieft und genutzt werden.

Diese Säule steht nicht nur für Werte, sondern auch für **Sinn**. Je nach Sinnorientierung, je nach Draht zu und Umgang mit Spiritualität kann die Erfahrung der Pandemie erschüttern oder auch nicht. Vielleicht gibt manchen Menschen der Glaube oder das Wissen, gerade jetzt gebraucht zu werden, einen Halt und einen Sinn, der sie durch diese Krise trägt. Manche Menschen finden sogar in der Pandemie selber einen Sinn und legen dem Virus in Videos mahnende Worte über unseren Lebenswandel oder Umweltverschmutzung in den Mund. Genauso kann aber die Erfahrung, unverschuldet in Not zu geraten, manche Art von Glauben aber auch erschüttern (»Wie kann Gott das zulassen?«), so dass die Krise des eigenen Weltbildes die Belastungen durch die Pandemie noch verschärft.

**Übung**

Wie stark ist Ihre Wertesäule betroffen? Fühlen Sie sich in Ihren Lebensstrategien, in ihren Werthaltungen in Frage gestellt? Wie sehr belasten Sie die Wertediskussionen, die Verteilungs- und Gerechtigkeitskonflikte, die durch die Vorsorgemaßnahmen und die Lockdowns entstanden sind? Sind Sie in Sorge um unseren gesellschaftlichen Zusammenhalt, um unsere Demokratie? Wie wichtig ist Ihnen eine spirituelle Basis – und trägt Ihre Basis in dieser Zeit?

Malen Sie auch diese fünfte und letzte Säule auf. Wie stabil oder instabil ist sie, steht sie noch, hat sie Risse, ernsthafte Schäden oder ist sie sogar zusammengebrochen?

Alle fünf Säulen sind also durch die Pandemie und die Schutzmaßnahmen mehr oder weniger angegriffen. Das bedeutet: Es gibt eine hohe Belastung bei sehr eingeschränkten Möglichkeiten der Kompensation. Denn es sind schlicht keine Säulen mehr übrig, die kompensieren können, und das seit inzwischen über anderthalb Jahren bei unklarem Ende. Kein Wunder also, dass wir als Einzelne und als Gesellschaft psychisch mehr oder weniger auf dem Zahnfleisch gehen.

Wir alle sind davon betroffen – in sehr unterschiedlichem Ausmaß. Beide Seiten dieses Satzes sind wichtig. Es ist einerseits sehr wichtig zu sehen, dass es Menschen gibt, die viel schlimmer betroffen sind als ich, vielleicht auch als Sie. Und es stünde uns gut, als Gesellschaft solidarisch zu sein. Andererseits gilt es, auch die eigene Belastung und die Belastung derer, die im Vergleich gut da zu stehen scheinen, ernst zu nehmen. Denn nur so ist Selbstfürsorge möglich – und nur wenn wir selber innerlich auf soliden Füßen stehen, können wir für andere da sein und andere gut begleiten.

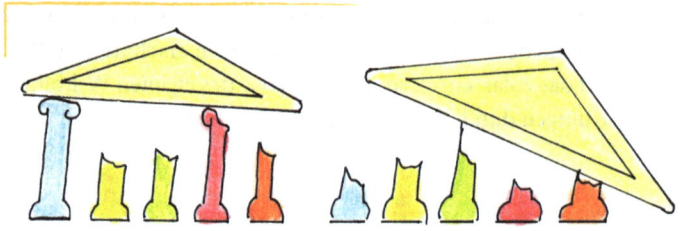

Alle Säulen sind durch die Pandemie in Mitleidenschaft gezogen – in unterschiedlichem Ausmaß

**Übung**

Werfen Sie nun einen Blick auf das Gesamtbild Ihrer fünf Säulen. Wenn Sie mögen, malen Sie noch ein Dach dazu.

Welche Säulen sind im Moment Ihre Stütze? Welche sind eher angegriffen?

Was könnten Sie tun, um einzelne Säulen zu stärken? Was wären die leichtesten und naheliegendsten Schritte? Wer könnte Sie dabei unterstützen?

Wie viele Säulen sind gut gegründet und tragfähig, wie viele sind angegriffen oder wackeln? Wie stabil ist das Gesamtgerüst Ihrer Identität? Ist es stabil oder sind Sie gerade in einer Krise? Brauchen Sie Hilfe (und können Sie sich das zugestehen)?

## 2.2 Menschen sind verschieden, ihre Grundbedürfnisse auch: Ein Härtetest für die Toleranz

Die Pandemie bedeutet eine hohe psychische Belastung – und lässt uns kaum Möglichkeiten zur Kompensation. In solchen Zeiten, in denen das seelische Gleichgewicht aus dem Lot zu geraten droht, neigen Menschen dazu, sich in ihr seelisches Wohlfühlgebiet zurückzuziehen und um dieses Gebiet einen Zaun zu ziehen. Der Drang ist groß, sich in dieser stark herausfordernden Situation genau das zu holen, was sich individuell bisher im Leben als hilfreich erwiesen hat, um die innere Balance wieder zu finden. Und dieses Reaktionsschema ist je nach Charakterstruktur sehr unterschiedlich!

Dass Menschen sehr verschieden sind und für die Befriedigung ihrer Bedürfnisse teilweise sehr Unterschiedliches brauchen, weiß jeder. Und trotzdem reagieren wir häufig sehr verwundert, wenn jemand völlig anders handelt, als wir es vermutet hätten. Wir gehen schnell davon aus, dass das, was uns guttut und was wir in einer Situation bräuchten, damit es uns besser geht, das gleiche ist, was auch unser Gegenüber braucht und was ihm gut täte. Aber genau das ist für diesen Menschen vielleicht unerträglich.

Diese Unterschiedlichkeit der Grundbedürfnisse von Menschen wird im Riemann-Thomann-Modell (Thomann, 1998) sehr anschaulich dargestellt. Es beschreibt vier unterschiedliche Grundbedürfnisse des Menschen, die sich auf zwei Achsen, diametral gegenüberstehen. Die Kreuzung der Achsen ergibt den Nullpunkt. Die Intensität jedes Grundbedürfnisses nimmt in jede Richtung nach außen hin zu.

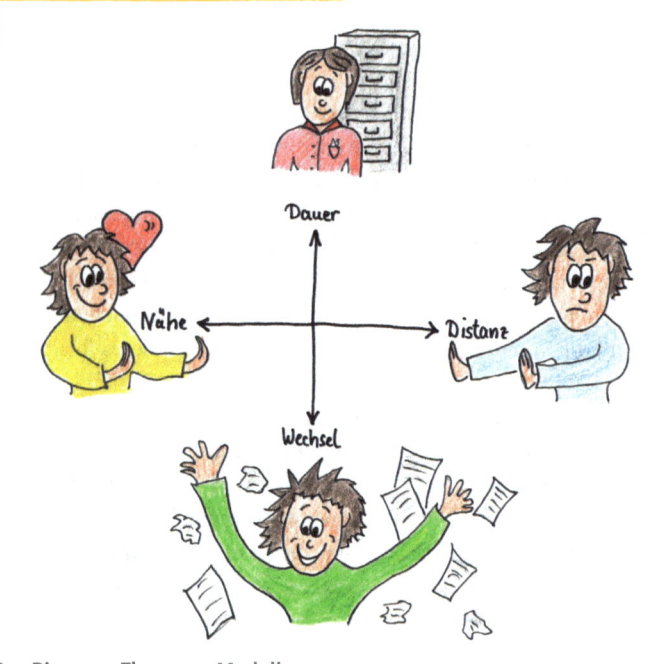

**Das Riemann-Thomann-Modell**

Nach diesem Modell hat jeder Mensch eine individuelle Mischung aus diesen vier Grundbedürfnissen. Die Ausprägungen variieren in ihrer Stärke. Daraus resultieren Unterschiede, die im Kontakt mit anderen Menschen Unverständnis oder sogar Konflikte verursachen.

Bevor wir in das Modell einsteigen, nehmen Sie sich bitte an dieser Stelle einen Moment Zeit für einen kleinen psychologischen Test, der von seiner Wissenschaftlichkeit ähnlich »niveauvoll« wie psychologische Tests in Illustrierten ist, aber Ihnen doch Orientierung bezüglich Ihrer eigenen Ausprägung der Grundbedürfnisse geben kann.

**Übung**

Nehmen Sie sich einen Stift zur Hand und kreuzen Sie bitte ganz spontan, ohne lange zu überlegen, für jede einzelne Frage aus der Liste das jeweils für Sie am besten Passende an.

| Bitte kreuzen Sie an: | Stimmt genau! 1 Punkt | Stimmt etwas. ½ Punkt | Stimmt nicht! 0 Punkte |
|---|---|---|---|
| 1. Jeden Tag um die gleiche Zeit meine Serie zu schauen, daran könnte ich mich gewöhnen! | | | |
| 2. Während der nächtlichen Ausgangssperre habe ich bei Spaziergängen die leeren Straßen und die Ruhe genossen. | | | |
| 3. Als Politiker hätte ich als Erstes die Kitas und Schulen wieder geöffnet, damit es den Kindern wieder besser geht. | | | |
| 4. Als Politikerin hätte ich kulturelle Veranstaltungen, die über ein gutes Hygienekonzept verfügen, zügig ermöglicht. | | | |
| 5. Zum Geburtstag habe ich meine Freunde trotz Hygieneregeln umarmt. | | | |
| 6. Ich bin nicht gern von den Entscheidungen anderer Menschen (z. B. Politikern) abhängig. | | | |
| 7. Hauptsache, das Leben ist intensiv und lebendig. | | | |
| 8. Ich bin ein zuverlässiger Mensch. | | | |
| 9. Wenn Jugendliche im Lockdown im Park gefeiert haben, musste ich schmunzeln. | | | |
| 10. Am schlimmsten fand ich die Zeit für Alleinstehende, die einsam in ihrer Bude hocken mussten! | | | |
| 11. Ich bin gut darin, Zusammenhänge zu durchschauen. | | | |
| 12. Ich mag Systematik, Ordnung und Struktur. | | | |
| 13. Den Abstand gegenüber anderen Menschen einzuhalten, fällt mir nicht so schwer. | | | |
| 14. Ich liebe es, spontan zu sein und zu improvisieren. | | | |

| Bitte kreuzen Sie an: | Stimmt genau! 1 Punkt | Stimmt etwas. ½ Punkt | Stimmt nicht! 0 Punkte |
|---|---|---|---|
| 15. Ich helfe gern bedürftigen Menschen beim Einkaufen oder dabei, einen Impftermin zu organisieren. | | | |
| 16. Wir brauchen bundesweit einheitliche Regeln und klare Perspektiven. | | | |
| 17. Ich gebe um des lieben Friedens willen häufig nach, auch wenn ich eigentlich recht habe. | | | |
| 18. Ich fühle mich schnell durch langfristige Planungen eingeengt und lege mich nicht so gern fest. | | | |
| 19. In Konflikten fällt es mir leicht, meine eigene Position zu vertreten. | | | |
| 20. Ich gehe nicht gern unnötig ein Risiko ein. | | | |
| 21. In den Lockdowns habe ich immer wieder gern etwas Neues ausprobiert. | | | |
| 22. Ich sorge mich um die Gesundheit und das Leben meiner Lieben. | | | |
| 23. Ich bin eher verstandsbetont, analysierend, die Dinge objektiv betrachtend. | | | |
| 24. Ich liebe es, Dinge langfristig und zuverlässig zu planen. | | | |
| 25. Keine Hände mehr schütteln zu müssen, finde ich keinen Verlust, sondern einen Gewinn. | | | |
| 26. Weihnachten und Ostern ohne den großen Familienkreis – das fand ich traurig. | | | |
| 27. Bevor ich mich entscheide, wäge ich alles gründlich ab. | | | |

| Bitte kreuzen Sie an: | Stimmt genau! 1 Punkt | Stimmt etwas. ½ Punkt | Stimmt nicht! 0 Punkte |
|---|---|---|---|
| 28. Ich finde es nicht so wichtig, sich an all die Details zu halten – Hauptsache, man erkennt den Sinn der Regeln und handelt entsprechend. | | | |
| 29. Wenn Nachbarn sich trotz Kontaktbeschränkungen mit Freunden treffen, könnte ich aus der Haut fahren. | | | |
| 30. Manchmal war ich regelrecht froh, wenn gesellschaftliche Verpflichtungen weggefallen sind. | | | |
| 31. Ich bin gern für andere da und habe ein Ohr für ihre Sorgen und Nöte. | | | |
| 32. Mit mir wird es selten langweilig. | | | |

## Auswertung

Folgende Fragen decken das Grundbedürfnis nach Nähe ab: 3., 5., 10., 15., 17., 22., 26. und 31.
Zählen Sie bitte für jedes »Stimmt genau« 1 Punkt, für jedes »Stimmt etwas« ½ Punkt und für jedes »Stimmt nicht« 0 Punkte. Notieren Sie unten Ihre Gesamtpunktzahl als Ergebnis unter »Teilsumme Nähe«.

Folgende Fragen decken das Grundbedürfnis nach Distanz ab: 2., 6., 11., 13., 19., 23., 25. und 30.
Zählen Sie bitte für jedes »Stimmt genau« 1 Punkt, für jedes »Stimmt etwas« ½ Punkt und für jedes »Stimmt nicht« 0 Punkte. Notieren Sie Ihre Gesamtpunktzahl unter »Teilsumme Distanz«.

Folgende Fragen decken das Grundbedürfnis nach Dauer ab: 1., 8., 12., 16., 20., 24., 27. und 29.
Zählen Sie bitte für jedes »Stimmt genau« 1 Punkt, für jedes »Stimmt etwas« ½ Punkt und für jedes »Stimmt nicht« 0 Punkte. Notieren Sie Ihre Gesamtpunktzahl unter »Teilsumme Dauer«.

Folgende Fragen decken das Grundbedürfnis nach Wechsel ab:
4., 7., 9., 14., 18., 21., 28. und 32.
Zählen Sie bitte für jedes »Stimmt genau« 1 Punkt, für jedes »Stimmt etwas« ½ Punkt und für jedes »Stimmt nicht« 0 Punkte. Notieren Sie Ihre Gesamtpunktzahl unter Teilsumme Wechsel.

**Mein Ergebnis**

Teilsumme Nähe:              _____ Punkte

Teilsumme Distanz:           _____ Punkte

Teilsumme Dauer:             _____ Punkte

Teilsumme Wechsel:           _____ Punkte

Nun malen Sie sich folgendes Kreuz auf ein Blatt Papier.
Übertragen Sie nun Ihre Teilsumme zu der jeweiligen Achse in das Kreuz. Wenn Sie also zum Beispiel 4 Punkte auf der Achse Nähe haben, machen Sie dort ein kleines Kreuz.
Verbinden Sie dann die Kreuze auf den vier Achsen. So entsteht Ihr persönliches Heimatgebiet, Ihre individuelle Ausprägung in den vier Grundbedürfnissen.

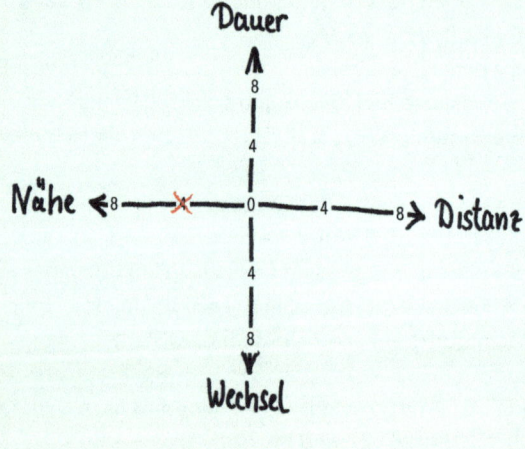

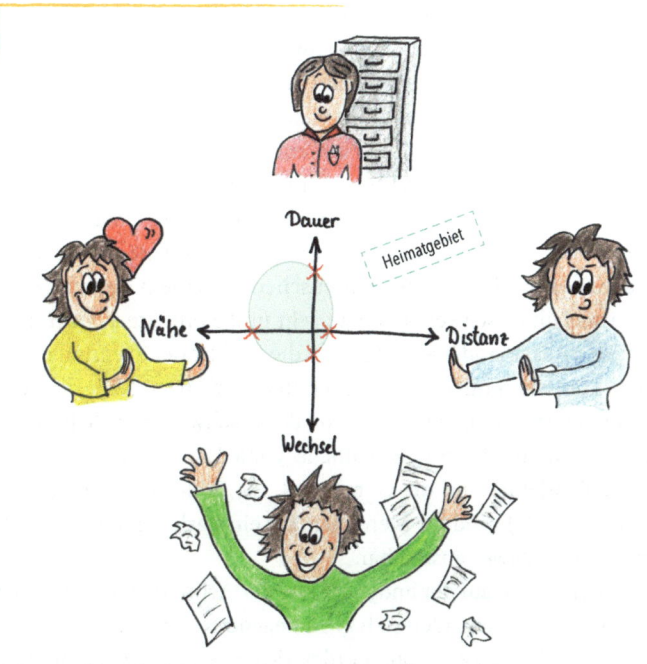

**Heimatgebiete im Riemann-Thomann-Modell**

Nachdem Sie Ihr Heimatgebiet, Ihre individuelle Ausprägung in den vier Grundbedürfnissen markiert haben, wird nun jedes der vier Grundbedürfnisse ein wenig ausführlicher erklärt. Sie können dabei für sich überprüfen, ob dies mit Ihrer Selbsteinschätzung, so wie Sie sich selbst erleben, übereinstimmt, oder ob Sie sich ganz anders sehen. Auch auf die Folgen der Pandemie für diese vier Grundbedürfnisse wird eingegangen und es wird klar, dass die Erfüllung aller Bedürfnisse zurzeit erschwert ist. Das verdeutlicht, warum uns die Pandemie so sehr unter die Haut gehen kann.

Beginnen wir zunächst auf der einen Achse: Nähe versus Distanz. Auf dieser Achse unterscheiden sich Menschen in ihrem Grundbedürfnis nach Nähe, Kontakt, Verbindung auf der einen Seite und Abstand, Abgrenzung und Autonomie auf der anderen Seite.

Menschen, bei denen das Bedürfnis nach Nähe ausgeprägt ist, lieben es, in Kontakt zu stehen. Sie können sich gut auf andere einlassen und sind ideale Teamplayer. Sie bewegen sich gern in harmo-

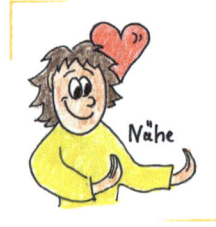

nischer Gemeinschaft und sorgen sich um das Gemeinwohl. Sie sind selbstlos und tragen viel dazu bei, dass alles harmonisch abläuft. Mit vielen Menschen um sich herum blühen sie auf. Sie treffen sich gern mit Freunden, sind aufgeschlossen und warmherzig. Körperkontakt wie Umarmungen oder Berührungen sind für sie ein wichtiger Bestandteil ihrer Beziehungen. Menschen mit einem starken Nähebedürfnis fällt es schwer, allein zu sein und Konflikte auszutragen, denn jede Auseinandersetzung birgt die Gefahr der Trennung.

Für Menschen mit einem starken Bedürfnis nach Nähe sind die Kontakteinschränkungen der Coronakrise schwer erträglich. Auch die Konflikte durch unterschiedliche Vorstellungen zum Umgang mit der Pandemie und die Gereiztheit, die in der Luft liegt (siehe Kapitel 1.4, S. 33), sind für Menschen, die ein starkes Bedürfnis nach Nähe haben, schwer aushaltbar.

Menschen, die auf der anderen Seite der Achse in der Distanz zu finden sind, unterscheiden sich grundlegend von der zuvor genannten Gruppe. Sie wirken so, als würden sie keinen anderen Menschen brauchen. Sie sind gern für sich und genießen ihre Ruhe. Sie haben ein großes Bedürfnis nach Autonomie und Abgrenzung und suchen oft Abstand zu anderen Menschen. Im Kontakt mit anderen Menschen erscheinen sie manchmal ein wenig ungelenk. Ihnen ist es wichtig, freie Entscheidungen zu treffen, ihre Unabhängigkeit und Selbstbestimmung ist für sie ein wertvolles 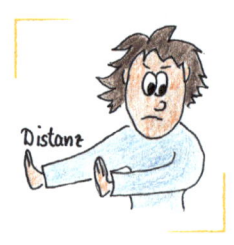 Gut, ihre Individualität ist ihnen heilig. Oft verfügen sie über einen scharfen und klaren Verstand und lassen sich bei Entscheidungen wenig beeinflussen. Sie können hervorragend Grenzen setzen und haben deshalb auch keine Angst vor Konflikten.

Auf den ersten Blick könnte man meinen, dass die einschränkenden Coronamaßnahmen der Pandemiebekämpfung kein Problem für einen Menschen mit einem ausgeprägten Distanzbedürfnis sind. Aber die Autonomie und die Selbstbestimmung, die für ihn solch hohes

Gut sind, wurden stark beschnitten. Die Freiheit ist einschränkt, es darf nicht mehr an Orte der eigenen Wahl verreist werden, es muss an vielen Orten Maske getragen werden, manche Grundrechte sind eingeschränkt. Auch für Menschen mit einem ausgeprägten Bedürfnis nach Distanz sind die Pandemie und ihre Bekämpfung eine Zumutung.

Betrachten wir nun die zweite Achse zwischen Dauer und Wechsel. Auf dieser Achse unterscheiden sich Menschen darin, wie stark ihr Bedürfnis ausgeprägt ist nach Dauer, Verbindlichkeit und Ordnung auf der einen Seite und Abwechslung, Intensität und Genuss auf der anderen Seite.

Menschen, die sich durch ein starkes Bedürfnis nach Dauer auszeichnen, planen gern. Sie sorgen gut vor, schauen voraus und sichern sich ab. Auf diese Art bereiten sie sich auf zukünftige Ereignisse vor und stellen sich darauf ein, um die Kontrolle zu behalten. In unüberschaubaren Situationen neigen sie zur Vorsicht. Ihnen ist es am liebsten, alles im Griff zu haben. 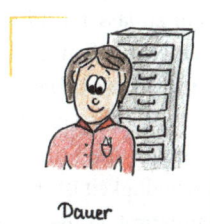 Deshalb reagieren sie mit Sorge, sobald etwas aus dem Ruder zu laufen droht. Gern orientieren sie sich an festen Grundsätzen, Regeln, Gesetzen oder Altbewährtem, das verschafft ihnen ein Gefühl von Sicherheit. Für diese Menschen ist Zuverlässigkeit, Verbindlichkeit und Pünktlichkeit ein hohes Gut. Sie übernehmen gern und pflichtbewusst Verantwortung.

Durch die Coronakrise ist eine strukturierte Planung, die auch eingehalten wird, schon lange nicht mehr möglich. Kann der lang ersehnte Urlaub überhaupt stattfinden, dürfen zum Geburtstag wenigstens meine fünf besten Freunde kommen? Wie entwickeln sich die Zahlen, wann bin ich mit der Impfung dran? Der Wunsch, das eigene Leben im Griff zu haben, die Kontrolle zu behalten, war vor allem während der Lockdowns weniger möglich denn je. Niemand konnte sich auf etwas einstellen und nichts konnte geplant werden. Und ein sehr großes Ärgernis war, dass die jeweils bestehenden Regeln von einigen nicht eingehalten wurden. Wieso zieht der Typ vor mir seine Maske unter die Nase? Das darf doch wohl nicht wahr sein! Für Menschen mit einer hohen Ausprägung des Grundbedürfnisses nach Dauer sind Regelverletzungen eine echte Zumutung.

Auf der anderen Seite der Achse befinden sich die Menschen mit einem großen Bedürfnis nach Wechsel. Sie leben im Hier und Jetzt, genießen den Augenblick, lassen sich im Fluss des Lebens treiben. Sie lieben Abwechslung, Genuss, Festivitäten, spontane Auszeiten und packen günstige Gelegenheiten beim Schopfe. Sie sind neugierig und lebensbejahend. Auch haben sie keine Hemmung, den Rahmen zu sprengen, mal Fünfe gerade sein zu lassen und sich mit Leidenschaft und Begeisterung in ein Abenteuer zu stürzen. Alle Dinge, die mit Planung und Kontrolle zu tun haben, sind ihnen mehr als lästig, denn Freiwilligkeit ist ihnen ein wichtiger Wert. Sie fühlen sich schnell vereinnahmt, festgenagelt und eingeengt. Sie sind sehr temperamentvoll, kreativ, ideenreich und können gut improvisieren.

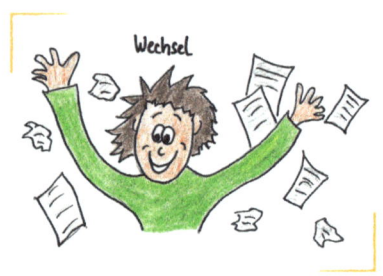

Durch die Maßnahmen in der Coronakrise waren weder Spaß noch Abwechslung, noch Vergnügen mehr möglich. Kinos, Restaurants und sogar die Geschäfte waren immer wieder geschlossen, Partys waren verboten, selbst Treffen in Gruppen draußen waren nicht erlaubt. Das Leben war langweilig und eine einzige lustfeindliche Routine geworden. Für Menschen mit einer hohen Ausprägung auf dieser Seite der Achse ist die Pandemie also auch eine Zumutung.

Wie schon anfangs erwähnt: Wenn das seelische Gleichgewicht eines Menschen in Gefahr gerät, verschärft sich das Bedürfnis nach seinen ganz individuellen Grundbedürfnissen. Das Grundbedürfnis, das schon vor der Krise das individuelle Lebenselixier war, wird durch die erlebte Erschütterung der inneren Balance nun zum unverzichtbaren Notnagel.

Wenn aber nicht einmal mehr dieser Notnagel zur Verfügung steht, die bewährte Strategie also nicht mehr greift, gerät der Mensch in große Not. Aus diesem Grund reagieren Menschen so unterschiedlich, teilweise extrem und sehr gegensätzlich auf die Coronasituation. Die einen gehen ohne Masken auf Demonstrationen für die Einhaltung der Grundrechte, die anderen zeigen ihre Nachbarn an, die sich statt nur zu dritt zu einer Doppelkopfrunde treffen, und die nächsten feiern heimliche Partys. Wenn wir mit Menschen zu tun bekommen, deren Grundbedürfnisse sich sehr von unseren eigenen unterscheiden, erscheint uns das Verhalten dieser Menschen häufig als nicht nachvollziehbar. Im Konfliktfall wird daraus dann vielleicht sogar ein »Völlig bescheuert! Wie kann man nur?«

Im zwischenmenschlichen Kontakt und gerade in dieser Krise wäre es hilfreich, wenn wir lernen würden, besser mit diesen Unterschieden umzugehen. Das könnte dazu beitragen, dass sich die zum Teil sehr aufgeheizte Stimmung beruhigen würde. Wenn wir statt auf das Verhalten eines Menschen mehr auf das dahinterliegende Grundbedürfnis fokussieren würden, dann wäre manches Verhalten verständlicher, auch wenn wir es immer noch nicht gutheißen müssen. Voraussetzung dazu ist, dass wir die vier Tendenzen zunächst als gleichwertig und legitim anerkennen. Weil Andersartigkeit häufig die eigenen Grundbedürfnisse bedroht, ist genau das aber leider häufig schwierig und erfordert echte Toleranz.

> **Übung**
> Über welches Verhalten einer anderen Person haben Sie sich besonders geärgert? Wenn Sie es mit der Perspektive des Riemann-Thomann-Kreuzes betrachten, welches Grundbedürfnis dieser Person könnte dahinter stehen und dieses unverständliche Verhalten psycho-logisch erklären? Und wenn Sie nun auf sich schauen, welches Ihrer Bedürfnisse wurde durch das Verhalten der anderen Person verletzt, so dass Sie innerlich so stark reagiert haben?

## 2.3 Gesellschaft in der Zwickmühle: Das Pandemie-Dilemma

In Reaktion auf die Pandemie und die Bekämpfungsmaßnahmen bekommen wir es aber nicht nur mit uns und unseren Grundbedürfnissen zu tun. Noch verzwickter ist, dass die Pandemie uns nicht nur vor lösbare Probleme stellt, sondern vor ein unlösbares Dilemma. Auf der einen Seite wollen wir die Menschen schützen, die durch

die Pandemie besonders gefährdet sind: Menschen mit schweren
Vorerkrankungen, Menschen in hohem Lebensalter. Wir haben in
Italien, in New York gesehen, wie die Pandemie wüten kann, und
unsere Statistiken zeigen uns, wie hoch die Übersterblichkeit auch
in unserer Gesellschaft ist. Das Statistische Bundesamt hat für Januar
2021 eine Übersterblichkeit von 18 % gegenüber den Jahren 2016 bis
2019 berechnet. Es sind viele Menschen an Corona gestorben und
wir wollen weitere Tote verhindern.

Auf der anderen Seite tritt mit der Dauer der Pandemie immer
mehr ein zweites Ziel in den Fokus. Denn die Pandemie und vor
allem die Maßnahmen, die wir dagegen ergreifen, werden – wie wir
gesehen haben – immer mehr zu einer enormen, einer kaum erträg-
lichen psychischen Belastung. Zu Recht ist davon die Rede, dass die
Menschen, dass also wir nach all den Monaten gedrosselten Lebens,
nach monatelangem hartem, weichen, halben, ganzen Lockdowns
nicht mehr können. Ganz besonders belastet sind dabei die Kinder,
die nicht mehr zur Schule gehen, die ihre Freunde nicht mehr treffen
können, sich womöglich sogar für eine Freundin entscheiden müssen, die über lange Zeit lernen, dass man Abstand halten muss von
anderen, die von ihren Großeltern, Tanten und Onkeln entfremdet
werden, die mit Angst aufwachsen.

Ganz besonders betroffen sind auch die Jugendlichen und Jung-
erwachsenen, zu deren Lebensphase es gehört, aufzubrechen und
auszubrechen, sich von den Regeln der Eltern zu emanzipieren, die
herausfinden wollen, wohin ihr Weg sie führt. Junge Menschen, die
dabei waren, sich als Generation zu finden und sich lautstark Gehör
zu verschaffen wie auf den Fridays-for-Future-Demonstrationen, die
ihren Platz in der Gesellschaft finden, erobern, schaffen wollen. Und
die stattdessen zu Hause in ihrem alten Kinderzimmer hocken und
darauf warten, dass sich die Weltlage verbessert, die einsam in der
neuen Stadt wohnen und versuchen, online Kontakt zu ihren neuen
Kommilitonen zu bekommen und herauszufinden, wie das studen-
tische Leben funktioniert.

Auf der einen Seite ging es immer wieder darum, eine Überlastung des Gesundsheitssystems zu verhindern. Und eine Überlastung des Gesundheitssystems würde nicht nur bedeuten, dass
mehr Menschen an Corona sterben – was schon schlimm genug

wäre. Wir müssten auch in Kauf nehmen, dass dann unser Vater, unsere Partnerin, unser Freund nicht behandelt werden könnte, weil es zu wenig Ressourcen gäbe und jemand anders einen höheren Anspruch auf einen der dann raren Intensivpflegeplätze oder bessere Überlebenschancen hätte. Die Ärzte und wir als Gesellschaft müssten dann Menschenleben gewichten – wir müssten uns an die oft zitierte Triage gewöhnen.

Das würde unsere Werte und unsere Gesellschaft verändern. Denn wir haben uns daran gewöhnt, dass wir alle eine sehr gute medizinische Behandlung bekommen, wenn wir krank sind, wenn wir einen Unfall haben, dass wir uns darauf verlassen, dass in einem solchen Fall für uns und unsere Angehörigen gesorgt wird. Eine Überlastung des Gesundheitssystems würde bedeuten, dass das für die Dauer der Pandemie nicht mehr gilt, dass auch mehr Menschen an Herzinfarkten, an Schlaganfällen, an Blinddarmdurchbruch oder an Unfällen sterben, weil es auf der Intensivstation leider nicht genug Platz gibt.

Auf der anderen Seite geht es darum, einen Kollaps der Wirtschaft und der Kultur zu verhindern. Und »Wirtschaft« meint nicht nur die Großkonzerne, reiche Unternehmerfamilien und Aktionäre. Wirtschaft ist auch das Lieblingsrestaurant, der kleine Modeladen, das eigene Einkommen und das Einkommen der Nachbarsfamilie. Wirtschaft meint auch die Frage, was wir als Staat in Zukunft leisten können: wie viele Sozialleistungen, wie viel Kulturförderung möglich sein wird.

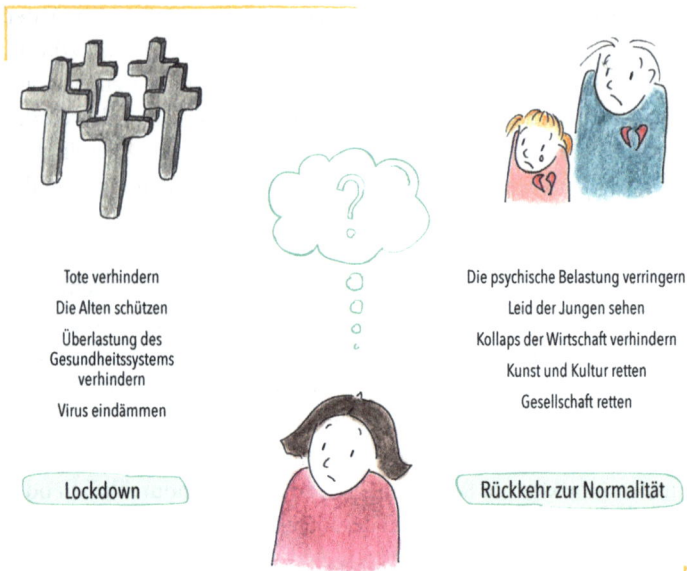

Tote verhindern
Die Alten schützen
Überlastung des
Gesundheitssystems
verhindern
Virus eindämmen

Die psychische Belastung verringern
Leid der Jungen sehen
Kollaps der Wirtschaft verhindern
Kunst und Kultur retten
Gesellschaft retten

Lockdown

Rückkehr zur Normalität

Das Pandemie-Dilemma

Das bedeutet: Auf der einen Seite geht es darum, das Virus einzudämmen – auf der anderen Seite darum, Wirtschaft und Gesellschaft vor der Zermürbung zu retten. Und wir stehen dazwischen
und fragen uns verzweifelt, was wir denn jetzt tun sollen. Diese Frage
ist darum so quälend und unlösbar, weil sie kein Problem darstellt,
sondern ein Dilemma.

**Übung**
Wie schätze ich dieses Dilemma ein? Welche Seite habe ich mehr
im Blick? Ist mir bei diesem Thema vielleicht auch etwas wichtig,
das hier noch gar nicht steht?

Ein Dilemma ist eine Zwickmühle. Wenn Sie in Deutschland auf-
gewachsen sind, dann haben Sie vermutlich früher Mühle gespielt
oder tun es noch. Besonders vertrackt ist das Spiel, wenn die Geg-
nerin es geschafft hat, eine Zwickmühle aufzubauen. Das bedeutet,

dass sie zwei Mühlen, also zwei Gewinnmöglichkeiten direkt nebeneinander aufgebaut hat. Wenn ich die eine mit einem meiner eigenen Steine blockiere, schließt sie die andere und ich verliere einen Stein. Wenn ich die andere blockiere, dann schließt sie die erste – und ich verliere auch. Das heißt: Egal, was ich mache, ich verliere, ich muss mich zwischen zwei schlechten Möglichkeiten entscheiden. Das bedeutet: Die Situation ist ausweglos.

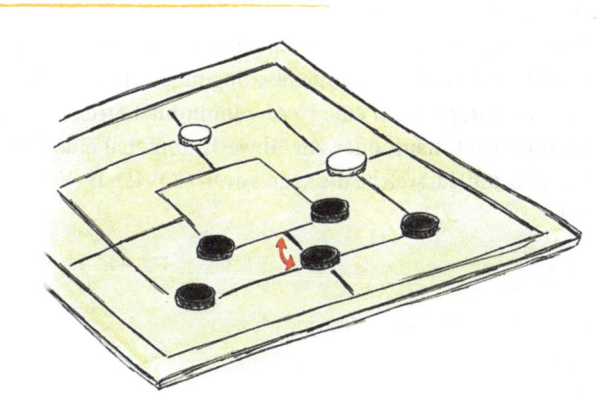

**Die Zwickmühle**

Im Spiel habe ich dann einfach verloren – und notfalls kann ich aufgeben und Revanche fordern. In der Politik und unserer gegenwärtigen Situation dagegen ist eine solche Zwickmühle dramatisch.

Wenn ich aus gutem Grund alles tue, um die Pandemie einzudämmen, dann steigt die psychische Belastung ins Unerträgliche, dann droht die Wirtschaft zu kollabieren. Wenn ich mich dafür entscheide, diese Belastungen zu reduzieren, weil die psychischen, wirtschaftlichen und kulturellen Folgekosten nicht mehr erträglich sind, dann riskiere ich ein ungebremstes exponentielles Wachstum der Pandemie. Und was das bedeutet, haben wir in den letzten Monaten alle gelernt. Ich bin gefangen zwischen diesen beiden Möglichkeiten. Die Situation ist paradox: Was auf der einen Seite die Lösung ist, ist auf der anderen Seite das Problem (und umgekehrt).

Es gibt also keine Lösung. Probleme kann man lösen – Dilemmata nicht. Was man auch tut oder nicht tut – man wird mit negativen Kon-

sequenzen zu tun bekommen und man kann sich nur entscheiden,
welche davon man lieber in Kauf nehmen möchte. Das macht die
Zwangslage deutlich, in der wir und auch unsere Politikerinnen
und Politiker stecken. Egal was sie tun, sie können die Situation
im Moment nicht lösen. Sie können nur abwägen und sich für diesen oder jenen Weg oder einen Zickzackkurs entscheiden. Und sie
werden mit Vorwürfen konfrontiert werden – und zwar immer mit
Recht, denn entweder geht es auf der einen Seite schief oder auf der
anderen. Ihre einzige Chance ist der Versuch, in irgendeiner Weise
in der Mitte nach einer Balance zu suchen und darauf zu warten
und zu hoffen, dass sich die Rahmenbedingungen ändern: weil wir
durch wirksame Impfungen eine Herdenimmunität erreichen, weil
die Pandemie sich totläuft oder zur Abwechslung mal eine freund-
liche Mutation auftritt, welche die aggressiven COVID-19-Varianten
verdrängt.

## 2.4  Ausgeliefert und allein gelassen?
     Ohnmacht und unser Umgang damit

Bei dem Versuch, die Pandemie in den Griff zu bekommen, landen
wir also in einem Gefühl von Ohnmacht. All unser Bemühen, alle
Opfer, die wir bringen, führen nicht zu einer Lösung. Wir strampeln und strampeln und bleiben doch im Hin und Her zwischen
kurzzeitiger Hoffnung auf Besserung und erneut steigenden Zahlen,
wiederholten Lockdowns unterschiedlicher Härtegrade gefangen.
Dieses Gefühl von Ohnmacht möchten wir noch einmal vertieft
mit Ihnen betrachten.

Unserem Verständnis nach ist die Dynamik im Inneren Team
zentral von verletzten kindlichen Anteilen geprägt (Kumbier 2013,
Bossemeyer 2020). Diese verletzten »inneren Kinder« haben in verstörenden oder traumatisierenden Situationen eine Wunde davon
getragen. Die Erfahrung war so schlimm, dass sie diese nicht verarbeiten konnten. Darum sind sie in dieser Situation wie eingefroren,
sie sind darin stecken geblieben. Und wenn etwas passiert, das sie
an diese Situation erinnert, dann flammen die alten Gefühle wieder auf und wir fühlen uns auf einmal wieder wie damals. Bei Trau-

matisierungen spricht man davon, dass wir in solchen Momenten »getriggert« werden.

Manchmal kommt die Frage, warum wir diese verletzten Anteile immer als Kinder zeichnen, diese immer als Kinder verstehen? Auch Erwachsene können ja traumatisiert werden – wäre dann nicht auch ein erwachsener verletzter Anteil denkbar? Denkbar schon – aber faktisch ist uns dies in all den Jahren noch nicht begegnet. Wenn man der Frage nachgeht, welcher innere Anteil zu der Angst gehört, welche einen Klienten, eine Klientin belastet, dann landen wir in der therapeutischen Arbeit unweigerlich bei kindlichen Anteilen.

Der Grund dafür liegt darin, dass wir nie wieder so verletzlich und so ausgeliefert sind wie als Kinder. Als Kinder lernen wir erst, wer wir selber sind, wie die Welt ist, wie Beziehungen funktionieren. Dabei sind wir vollkommen auf unsere Eltern und Erwachsene angewiesen. Wir können nicht einfach gehen und wir brauchen ihre Liebe. Darum passen wir uns notwendigerweise an – wir lernen von ihnen, wie das Leben ist. Und wenn wir schlimme Erfahrungen machen, dann sind unsere Möglichkeiten, das Unrechte daran zu erkennen und uns zu schützen, sehr begrenzt. Kinder beziehen solche Erfahrungen meist auf sich selbst: »Es liegt an mir.« Das gilt vor allem dann, wenn es die Eltern sind, mit denen wir diese Erfahrungen machen.

Jeder und jede hat solche Wunden, denn es gibt keine optimalen Lebensumstände, alle Eltern haben Grenzen und geben nicht nur Gutes, sondern auch Schwieriges weiter. Jedes Kind erlebt Verletzungen. Und keine Mutter, kein Vater kann sein Kind vollständig vor schlimmen Erfahrungen schützen – und wenn sie es zu sehr versuchen, dann kann genau dies für ein Kind zum Problem werden. Jede und jeder hat also verletzte kindliche Anteile in sich – natürlich in sehr unterschiedlichem Ausmaß. Und diese springen auch im Erwachsenenleben in schwierigen, verstörenden oder traumatischen Situationen als Erstes an. Denn diese berühren ihre alten Wunden. Jeder von uns reagiert also auf schwierige Erfahrungen vor dem Hintergrund der eigenen Biografie.

Verstörende und traumatische Erfahrungen werden durch drei Punkte charakterisiert.

Erstens gibt es eine Bedrohung. Der Mensch fühlt sich bedroht – oder erlebt in bedrängender Weise, dass jemand anders bedroht ist. Diese Bedrohung kann sehr unterschiedlicher Art sein: Gewalt, Vergewaltigung und Missbrauch, eine Naturkatastrophe, ein Unfall. Aber auch Demütigungen, verbale Grenzüberschreitungen, das Leben mit traumatisierten, psychotischen oder schwer depressiven Eltern, Krankenhausaufenthalte und Operationen, schwere Vernachlässigung oder tiefe Verlassenheit können als verstörend und traumatisch erlebt werden.

Zweitens erleben wir uns in diesen Situationen als ohnmächtig und hilflos. Wir können die Situation nicht kontrollieren. Es liegt nicht in unserer Macht, die Situation zu verändern. Wir können uns nicht wehren, wir können nicht fliehen, wir sind ausgeliefert. Ein solches Gefühl ist schwer zu ertragen, weil es sehr viel Angst macht.

Das dritte Merkmal dieser Erfahrung: Wir sind allein. Wir Menschen können sehr schwierige Erfahrungen verarbeiten und viel aushalten, wenn wir jemanden an unserer Seite haben. Wenn es jemanden gibt, der bestätigt, dass das schlimm und nicht richtig war, der nicht verharmlost, die Gefühle mit uns aushält und die Zuversicht vermittelt, dass das Leben anders weiter gehen kann. Das gilt auch für Kinder. Wenn es jemanden gibt, der sie in ihrem Erleben ernst nimmt, der tröstet und zumindest im Nachhinein Schutz gibt, dann können auch Kinder schwierige Erfahrungen verarbeiten. Aber wenn das fehlt, wenn wir allein sind oder unsere Erfahrung bagatellisiert wird (»Das ist doch normal«, »Da war nichts«, »Stell dich nicht so an«) oder wir gar die Schuld dafür bekommen (»Das ist doch kein Wunder, wenn du …«), dann können wir das Erlebte nicht verarbeiten, dann bleiben wir innerlich darin stecken. Dann friert ein Anteil in dieser Situation ein.

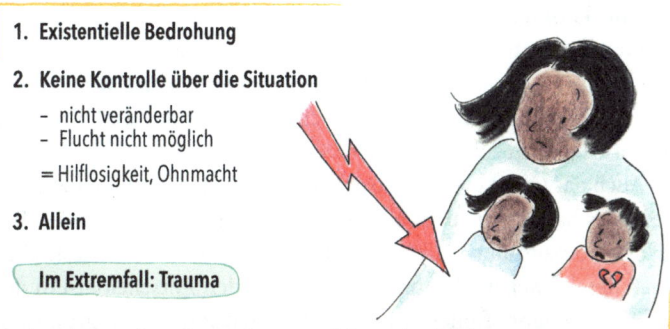

1. **Existentielle Bedrohung**

2. **Keine Kontrolle über die Situation**
   - nicht veränderbar
   - Flucht nicht möglich

   = Hilflosigkeit, Ohnmacht

3. **Allein**

Im Extremfall: Trauma

Merkmale verstörender und traumatisierender Erfahrungen

Diese Dreierstruktur gilt für schwer traumatische Situationen und sie gilt gleichermaßen für schwierige Situationen, die unterhalb dessen liegen, was wir in einem engeren Sinne als Trauma bezeichnen würden, zum Beispiel Demütigungserfahrungen in der Schule oder im Sportverein. Für diese Erfahrungen nutzen wir den Begriff »verstörende Situation«. Mit diesem Begriff möchten wir einerseits die nachhaltigen Spuren markieren, die diese verstörenden Situationen im Inneren Team und in unserem Leben hinterlassen, und andererseits den Unterschied zu Traumatisierungen im engeren Sinne verdeutlichen.

Wenn wir von hier aus auf unsere kollektive Erfahrung der Coronakrise schauen, dann finden wir diese Struktur darin wieder.

Es gibt nicht nur eine, sondern gleich zwei existenzielle Bedrohungen: auf der einen Seite das Virus, auf der anderen die Abwehrmaßnahmen. Und das erklärt womöglich viele Diskussionen und viele Unterschiede zwischen uns, denn die einen fürchten mehr das Virus, die anderen mehr die Folgen durch den Lockdown. Wenn wir uns vergegenwärtigen, dass auf beiden Seiten womöglich oder vermutlich vorverletzte innere Anteile angesprungen sind, dann können wir besser verstehen, warum diese Auseinandersetzungen immer wieder so erbittert und so unversöhnlich geführt werden.

Dazu kommt: Das Virus ist für viele von uns eine eher abstrakte Gefahr. Viele haben bislang noch niemanden in ihrer Umgebung erlebt, der schwer erkrankt ist, einen schweren Verlauf hatte, gestorben ist oder dauerhafte Folgeschäden davongetragen hat. Die Folgen der Einschränkungen und des Lockdowns dagegen sind für uns alle konkret und qualvoll, diese Gefahr ist keineswegs abstrakt, sondern unmittelbar und existenziell bedrängend. Es verlangt uns viel Abstraktionsfähigkeit ab, für eine Gefahr, von der wir nur wissen und hören, etwas in Kauf zu nehmen, unter dessen Folgen wir unmittelbar und schon seit Monaten leiden.

Auch das Gefühl von Hilflosigkeit und Ohnmacht finden wir wieder. Was haben wir nicht alles versucht, um die Pandemie in den Griff zu bekommen – trotzdem stecken wir noch in ihr fest. Und auch den Abwehrmaßnahmen gegenüber, den Entscheidern in der Politik gegenüber fühlen wir uns hilflos. Selbst wenn ich grundsätzlich mit Beschränkungen einverstanden bin, empfinde ich vieles als unlogisch und widersprüchlich, inkonsequent und ungerecht. Aber es nützt nichts – der Zug fährt, mit schwerwiegenden Folgen für das eigene Leben und das der Familie, für den Beruf und für unsere Gesellschaft. Und andere sitzen am Steuer, andere stellen die Weichen und mein Einfluß ist denkbar gering. Wie groß das Gefühl der Ohnmacht ist und wie viel Wut das auslösen kann, können wir an den Demonstrationen der sogenannten Querdenker sehen. Viele davon scheinen keine Extremistinnen zu sein, sondern von diesem Gefühl der Ohnmacht in die Arme der Extremisten getrieben zu werden.

Fühlen wir uns auch allein gelassen, passt also auch der dritte Aspekt von verstörenden Situationen zur Coronakrise? Am Anfang nicht. Zu Beginn der Coronakrise waren wir geradezu beseelt von einem Gefühl der Solidarität. Corona trifft alle gleich, unabhängig von Herkunft und Stand, das dachten wir damals, so stand es auch in den Zeitungen. Es gab einen gesellschaftlichen Schulterschluß, viel Solidarität mit schwer betroffenen Laden- und Restaurantinhabern. Wir waren getragen von dem Gefühl, das gemeinsam durchzustehen, viele waren bewegt davon und auch stolz darauf, weil wir Deutsche eine solche Art von Solidarität sonst nicht so sehr mit uns verbinden. Dieses Gefühl hat uns durch den ersten Lockdown getragen und vieles erleichtert.

Es ist nicht mehr allzu viel davon übrig und vielleicht ist auch das ein Teil, der uns so zermürbt. Inzwischen dominiert ein Gefühl von Ungerechtigkeit, inzwischen geht es um Verteilungskämpfe. Welche Branchen werden unterstützt? Wer wird als Erstes geimpft, wer muss warten? Wer bekommt welchen Impfstoff? Wer darf seine Kinder in die Notbetreuung geben und wer nicht? Wo gibt es genug Schnelltests und wo nicht? Und in all diesen Fragen geht es um das Konkrete. Eine Impfung gibt realen Schutz, das Leben fühlt sich wieder sicherer an.

Zugleich aber geht es auch um die Frage, ob wir uns ernst genommen fühlen mit unseren Nöten. Und inzwischen gibt es bei sehr vielen Menschen Punkte, wo sie sich eben nicht gesehen, sondern allein gelassen fühlen: als Eltern zwischen Homeoffice und Homeschooling, als Lehrer ohne hinreichend Schutz vor großen Gruppen, als Selbständige, deren Unternehmen und manchmal deren Lebenswerk den Bach runtergeht, als Pflegerinnen und Ärzte in Krankenhäusern, die in normalen Zeiten schon zu wenig Personal haben, als Künstler, die sich am Etikett »nicht systemrelevant« reiben.

1. **Bedrohung** durch …
   - Virus (für viele abstrakt)
   - Gefahrenabwehr
     (konkret und quälend)

2. Gefühl von **Ausgeliefertsein**
   gegenüber
   - dem Virus
   - Flucht nicht möglich

3. Sich **allein gelassen** fühlen

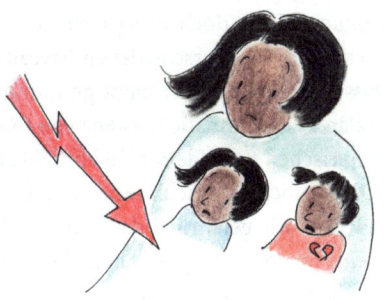

Verstörende Merkmale der Coronakrise

Das bedeutet: Die Coronakrise hat die Struktur einer verstörenden Erfahrung. Und so fühlen wir uns ja auch, wir fühlen uns ängstlich, ohnmächtig und verstört.

**Übung**

Wie bedroht fühlen Sie sich durch das Virus und die Abwehrmaßnahmen? Und was ist schlimmer für Sie: das Virus oder der Lockdown mit den gesellschaftlichen Folgen?

Wie leicht oder schwer fällt es Ihnen, die Ohnmacht auszuhalten, die darin liegt, dass wir die Pandemie bislang nur begrenzt in den Griff bekommen haben? Werden dabei alte Erfahrungen berührt?

Fühlen Sie sich in dieser Situation eher allein gelassen – oder von der Gesellschaft und Ihrem persönlichen Umfeld gut genug gehalten?

Angst und Ohnmacht sind bedrängende Gefühle. Wenn diese überhandnehmen, dann haben diese das Potenzial, uns zu lähmen und uns handlungsunfähig zu machen. Daher unternimmt unser inneres System beträchtliche Anstrengungen, um diese Gefühle zu bändigen. Es wird eine innere Schutzmannschaft mobilisiert, es treten Wächter auf den Plan, welche die ängstlichen Anteile in den Hintergrund drängen, sie wegsperren. Diese Wächter können sehr unterschiedliche Strategien verfolgen.

Die radikalste Möglichkeit besteht darin, die Gefahr schlicht zu leugnen: »Es ist doch alles gar nicht so schlimm!« Verleugnung funktioniert auf sehr verschiedenen Niveaus. Ich kann radikal verleugnen, dass es das Virus überhaupt gibt, und alles zu einer Verschwörung erklären. Ich kann die Existenz von COVID-19 anerkennen, aber die empirischen Befunde zur Gefährlichkeit dieses Virustyps verleugnen: »Das ist doch nicht schlimmer als die Grippe.« Oder mir ist durchaus bewusst, wie gefährlich das Virus und wie brisant die Lage ist, aber meine innere *Verleugnerin* beschließt, sich damit nicht mehr weiter zu beschäftigen. »Wird schon gut gehen, ist ja immer noch gut gegangen, wir sind eine so technisierte Gesellschaft, das werden die Wissenschaftler schon irgendwie in den Griff bekommen.« Dann halte ich mich womöglich an alle Coronaregeln, aber schaffe es zugleich, mir innerlich einen sonnigen Gemütsort zu erhalten, ich dämpfe die Angst, indem ich mir die Bedrohlichkeit der Situation innerlich vom Leib halte. Wir merken: Verleugnung ist nicht nur schlecht, sie kann uns auch einen notwendigen Abstand zu bedrängenden Gefühlen und damit eine Atempause verschaffen, sie kann dafür sorgen, dass wir eine schwer erträgliche Situation überhaupt aushalten können (Kumbier 2019, S. 32). Nur wenn sie überhandnimmt, wenn der Verlust zur Realität verloren geht, so dass ich nicht mehr angemessen auf Schwierigkeiten reagieren kann, wird sie zum Problem.

Ein anderer Weg, Angst und Hilflosigkeit innerlich auf Abstand zu halten, ist durch Dissoziation. Diesen Weg kennen wir aus der

Traumatherapie. Wir kappen die Verbindung zu den Teilen, die Angst haben, hören auf zu fühlen. Wir beamen uns in eine andere Welt, indem wir uns darauf beschränken, zu funktionieren, tun, was ansteht (und dabei nur so eigentümlich verspannt sind). Oder wir tauchen stundenlang in einen Serienmarathon ab und verlieren uns in den Leben anderer Menschen (die alle noch keine Maske tragen).

Ein sehr wirkungsvoller und daher attraktiver Weg, Angst und Hilflosigkeit zu bändigen, besteht darin, anderen die Schuld an der Situation zu geben. »Wenn diese beknackten Politiker es nur auf die Reihe bekommen würden, dann wären wir doch schon viel weiter! Dann hätte es gar nicht erst soweit kommen müssen, dann wären wir alle geimpft, dann stünde die Wirtschaft besser da.« Manche Politikerinnen, viele Journalisten und unzählige andere Menschen treten mit einem Gestus auf, als würden sie denken: »Wenn man nur frühzeitig auf mich gehört hätte und mich ans Ruder gelassen hätte, dann hätten wir die Situation längst im Griff.«

Den Mechanismus, sich dadurch zu entlasten, dass man jemandem die Schuld an der Situation gibt, kennen wir auch aus der Traumatherapie. Opfer geben sich häufig selbst die Schuld für ihr Trauma. Was von außen schwer verständlich und oft auch schwer erträglich ist, erfüllt nach innen eine wichtige Funktion. Denn wenn ich schuld gewesen wäre, dann hätte ich es auch verhindern können. Dann wäre ich eben nicht ohnmächtig und hilflos gewesen. Schuldgefühle, so bedrängend sie auch sein mögen, sind immer noch leichter erträglich als absolute Hilflosigkeit.

Und die Wut und die Beschuldigung auf andere zu richten, ist natürlich noch sehr viel attraktiver, dann muss ich mich nicht einmal mehr mit Schuldgefühlen herumschlagen! Schuld sind die anderen, die es verbockt haben – und ich bin meine Angst und meine Hilflosigkeit los. Denn eigentlich wäre die Situation ja leicht in den Griff zu bekommen! Natürlich spielen Politiker da auch ihr eigenes Spiel, diese Form, aus schwierigen Situation Kapital schlagen zu wollen, gehört leider oft zum politischen Geschäft. Aber dies ist der Mechanismus, den sie bei ihren Wählerinnen nutzen (oder jedenfalls hoffen, nutzen zu können): die Entlastung durch die gemeinsame Empörung über angeblich unfähige Andere.

Der innere *Kontrolleur* schließlich versucht die Angst, dadurch zu bändigen, dass er sich möglichst genau an die Spielregeln hält, welche das Virus eindämmen sollen. Denn das ist das Einzige, was wir tun können. Und indem er das tut – möglichst genau und penibel – und indem er womöglich auch kontrolliert, ob andere sich an die Regeln halten, vergewissert er sich seiner Handlungsfähigkeit. Das ist sein Weg, sich nicht ohnmächtig zu fühlen. Natürlich ist auch diese Strategie hilfreich, denn diese hilft ja tatsächlich, das Virus einzudämmen. Schwierig wird die Strategie des Kontrolleurs, wenn sie allzu rigide wird, wenn sie keinen Spielraum mehr lässt, auch mal durchzuatmen – oder wenn der Kontrolleur sich anderen gegenüber zum inneren Blockwart wandelt, der engmaschig überwacht, ob auch alles richtig gemacht wird. Wo genau die Grenze zwischen sinnvoller Konsequenz und übertriebener Rigidität verläuft – darüber lässt sich sicher trefflich streiten! Wir werden darauf gleich zurückkommen.

Die innere *Freiheitssucherin* geht genau den entgegengesetzten Weg. Sie sucht Freiräume, sie sucht Möglichkeiten, noch irgendetwas zu tun, was Spaß macht, was sich gut anfühlt. Irgendwie muss man ja auch durchhalten, sonst klappt man doch irgendwann psychisch zusammen! Die Freiheitssucherin sucht nach Atempausen und Schlupflöchern, sie reizt das Erlaubte aus und geht immer mal wieder auch über das Erlaubte hinaus: »Sonst halte ich mich ja dran« und »Wer soll das schon kontrollieren«.

Der *Rebell* tut womöglich etwas Ähnliches – aber er tut es aus einem anderen Gefühl heraus und mit einem anderen Ziel. Für ihn ist wichtig, sich seiner Autonomie zu versichern: Was er tut und was er nicht tut, das ist immer noch seine Angelegenheit, er lässt sich nichts sagen! Und ihm ist wichtig, sich (und womöglich auch anderen) zu beweisen, dass er die Macht hat, die Regeln zu übertreten, dass keiner ihn zu irgendetwas zwingen kann. Auch diese Energie kann man auf den Demonstrationen gegen die Schutzmaßnahmen beobachten. Wichtig ist auch hier: Der Rebell und seine Strategie, gegen Ohnmacht und Angst anzugehen, sind nicht grundsätzlich schlecht! Rebellion gibt viel Kraft und kann sich an verschiedene Adressatinnen richten. Und ein Grund dafür, dass wir mitten im schönsten Frühlingswetter am Rechner sitzen und ein Buch schreiben, liegt womöglich darin, dass die Rebellin in unser beider Innerem Team sich weigert, sich von dieser beknackten Pandemie klein kriegen zu lassen und ihr etwas entgegensetzen will,

Die innere *Kontaktsucherin* schließlich setzt der Angst und der Ohnmacht die Verbindung mit anderen entgegen. Sie findet: Solange wir an einem Strang ziehen, solange wir uns vernetzen und uns gegenseitig unterstützen, können wir alles überstehen. »Gemeinsam sind wir stark!« Sie zieht ihre Stärke aus Solidarität, Austausch und Nähe. Natürlich muss sie ihren Job in der Zeit von Kontaktbeschränkungen und Lockdown unter schwierigen Bedingungen machen – aber eine starke Kontaktsucherin lässt sich davon nicht unbedingt abschrecken. Schließlich gibt es Telefone und soziale Netzwerke und per Videotelefonie kann man sich sogar sehen! Auch Päckchen kann man schicken, sich auf viele Weisen unterstützen, spazieren gehen – und die Schnelltests ermöglichen doch auch einiges wieder!

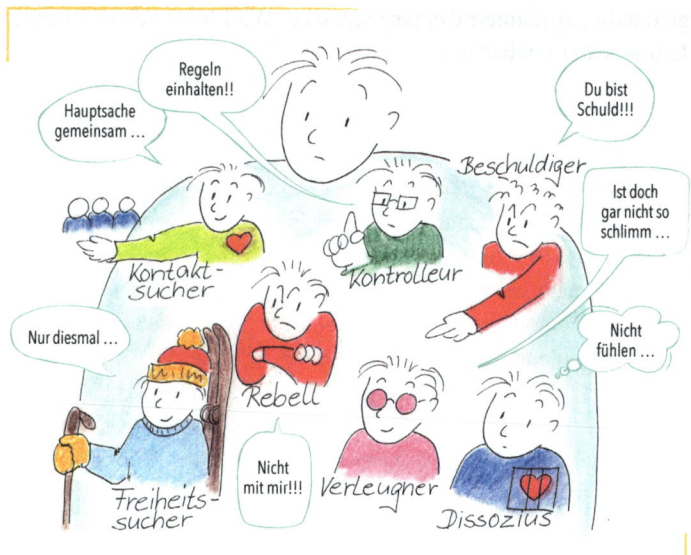

**Strategien im Umgang mit Angst und Ohnmacht**

Es ist zwischendurch schon deutlich geworden: Keines dieser Teammitglieder ist nur gut oder nur schlecht und wir alle nutzen sie. Und das ist auch gut so, denn diese inneren »Abwehrspieler« helfen uns,

innere Spielräume zu erhalten oder zu schaffen, äußere Handlungs-
spielräume zu finden und psychisch bei Kräften zu bleiben.

**Übung**

Wie gehen Sie mit Ohnmacht um? Welche dieser Abwehrspieler
nutzen Sie? Fehlen vielleicht auch noch einige, die in Ihrem Team
eine Rolle spielen?

Welche dieser Abwehrspieler mögen Sie und warum? Wen
eher nicht und warum? Wo und inwieweit tun die Strategien Ihrer
Abwehrspieler Ihnen gut? Gibt es auch Punkte, an denen die Strategien anfangen, Ihnen zu schaden?

Zugleich vertragen sich diese Teammitglieder nicht immer besonders
gut – denn auch wenn sie ähnliche Ziele verfolgen sind ihre Strategien teilweise diametral entgegengesetzt. Wir können diese Dispute
in uns selber beobachten.

Wir beiden Autorinnen hatten beschlossen, gemeinsam mit unseren
Männern ein Osterfeuer zu machen. Endlich wieder ein Realtreffen,
fast so etwas wie Normalität! Zwar nur zu viert und nicht wie sonst in
größerer Runde, aber immerhin, große Freude! Aber leider stiegen die
Zahlen und in Hamburg wurden neue Regeln festgelegt: Nun durften
sich nicht mehr wie zuvor fünf Personen treffen, sondern man durfte
noch eine Person aus einem anderen Haushalt empfangen. Also für
beide Paare Feuerschalenostern zu zweit.

In unserem Umfeld bekamen wir allerdings mit, dass viele wie
geplant und mit deutlich mehr Gästen als erlaubt feierten. Die innere
Freiheitssucherin war sauer darüber, dass wir unser Feuer abgesagt
hatten. Sie hatte doch auch darauf hingewiesen, dass die neuen
Regeln in diesem Fall ü-ber-haupt keinen Sinn machen! Draußen, mit
Abstand, was soll da schon passieren! Und außerdem, wenn beide
Gäste aus dem gleichen Haushalt kommen!? Und die Kontaktsucherin
ergänzte, dass nach all den Monaten ein gemeinsames Fest schon
gut gewesen wäre, ihr gehe allmählich die Puste aus. Die Kontrol-
leurin hielt leidenschaftlich dagegen: Es gehe doch auch darum, die

Regeln mitzutragen! Man sehe doch, was herauskomme, wenn jeder die Regeln nach eigenem Gutdünken auslege und sich für den Eigenbedarf zurechtbiege! Genau aus diesem Grund steigen die Zahlen doch immer wieder! Die Freiheitssucherin erwiderte giftig, dass sie aus genau diesem Grund ja auch immer wieder zurückgesteckt hätte – aber langsam würde es ihr reichen, immer zu den spaßbefreiten Streberinnen zu gehören, während andere …

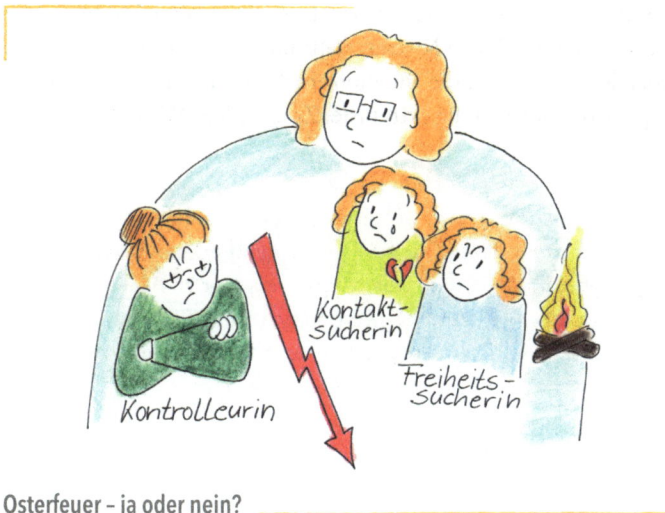

Osterfeuer – ja oder nein?

Sie werden sich vorstellen können, wie dieser Disput weitergeht, denn solche inneren Dispute führen wir momentan vermutlich alle. Sie sind schwer zu beenden und schwer zu lösen, denn alle haben recht!

Diese Auseinandersetzungen finden natürlich nicht nur innerpsychisch, sondern mindestens genauso lautstark zwischen verschiedenen Menschen statt. Wenn ein Mensch stark unter dem Einfluss des inneren Kontrolleurs steht, dann wird er auf jemanden, der auf den inneren Freiheitssucher setzt, nicht besonders gut zu sprechen sein (und umgekehrt). Die kleinen Fluchten des Freiheitssuchers bringen den Kontrolleur auf die Palme. »Genau das ist es doch, was die Zahlen hochtreibt! Und wenn das jeder machen würde …« und der Freiheitssucher empfindet die Regeltreue und Konsequenz des Kontrolleurs als Rigidität. »Ich passe doch auf, nur auf meine Weise!«. Die Wahrscheinlichkeit ist hoch, dass beide Parteien allergisch reagieren, sich gegenseitig Vorwürfe machen und in der Konfrontation immer extremer werden.

Eine ähnliche Polarisierung gibt es zwischen dem Kontrolleur und dem Verleugner. Während der eine seine Sicherheit dadurch zu gewinnen versucht, dass er die Situation besonders ernst nimmt, ist die Strategie des anderen gerade die Verharmlosung. Was im Dialog zwischen diesen beiden passiert, konnten wir in den vergangenen Monaten vielfach erleben. Dabei kann diese Konfrontation auf sehr verschiedenen Niveaus stattfinden. Die Konfrontation zwischen jemandem, der die Situation ernst nimmt, und einem Coronaleugner ist natürlich die extremste. Zwei andere Möglichkeiten:

Peters Frau und seine Tochter sind an Corona erkrankt, Peter ist daher in Quarantäne. Peters Schwester Julia bekommt mit, dass Peter sich mit einer befreundeten Familie im Park verabredet hat und weist ihn entgeistert darauf hin, dass Quarantäne bedeutet, zu Hause zu bleiben. Peter reagiert ungehalten: Sie würden sich schließlich mit Sicherheitsabstand im Park treffen. Da passiere schon nichts – und im Übrigen solle Julia sich gefälligst raushalten!

Andrea möchte Weihnachten zusammen mit ihrem Mann Jürgen Eltern und Schwiegereltern besuchen. Die vier sind zwischen Anfang und Ende achtzig und Andrea und Jürgen wollen nicht, dass sie ganz allein feiern müssen. Darum halten beide vor Weihnachten die empfohlenen zehn Tage Quarantäne ein und machen zusätzlich am Heiligabend morgens einen Coronatest bei einem Arzt, der negativ ausfällt. Auf dieser Grundlage besuchen sie dann erst Jürgens und dann Andreas Eltern. Andreas Bruder Sebastian ist empört: Das sei unverantwortlich! Erstens würden diese Tests keine hundertprozentige Sicherheit bieten und zweitens könnten sie sich bei den Schwiegereltern angesteckt haben! Diese würden zwar das Haus nicht mehr verlassen, aber woher Andrea denn bitte wissen wolle, ob sie beide sich nicht womöglich bei der Pflegerin, die täglich komme, angesteckt hätten?

Die Fragen, wo Verantwortungsbewusstsein aufhört und Rigidität anfängt, welches Risiko man bereit ist in Kauf zu nehmen, um

Lebensqualität zu erhalten, werden sehr unterschiedlich beantwortet. Ebenso wird die Frage unterschiedlich beantwortet, ob alte Menschen selber entscheiden sollten, welches Risiko sie bereit sind einzugehen, um ihre Lieben weiter sehen zu können, oder ob sie auch gegen ihren Willen hundertprozentig geschützt werden sollten. Dadurch trifft diese Polarisierung auch Menschen, die nicht zum Lager der Coronaleugner gehören, sondern für sich in Anspruch nehmen, die Auflagen ernst zu nehmen und verantwortlich zu handeln.

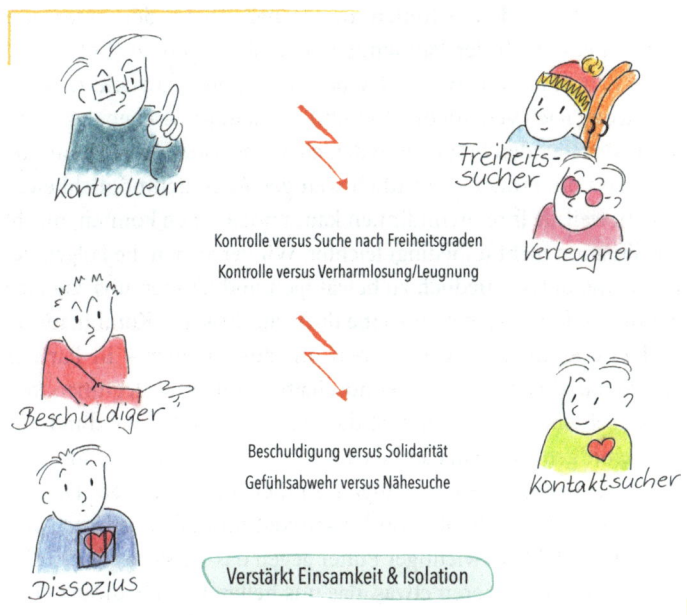

Polarisierung verschiedener Bewältigungsstrategien

Eine ähnliche, wenngleich meist nicht ganz so explosive Polarisierung gibt es auch zwischen dem Kontaktsucher und dem Beschuldiger. Denn der Kontaktsucher glaubt, dass wir die Pandemie umso besser durchstehen können, je eher es uns gelingt, sie gemeinsam zu bewältigen, sich zu unterstützen und solidarisch zu sein. Und dazu gehört womöglich auch eine gewisse Fehlertoleranz jenen gegenüber, die in dieser Situation zu entscheiden haben und das Wissen, was für einen schwierigen Job sie machen. Die Strategie des Beschuldigers, die darin besteht, andere für die Misere verantwortlich zu machen und einen Großteil der Schwierigkeiten auf deren Unfähigkeit zurückzuführen, ist daher für Menschen mit einem starken Kontaktsucher schwer auszuhalten.

Vor allem in Partnerschaften polarisieren sich Menschen mit einem starken Kontaktsucher häufig mit einem Partner, der die ängstigenden inneren Querelen dadurch zu bewältigen sucht, dass er ängstigende Gefühle abspaltet und sich von diesen dissoziiert. Denn während die eine reden und sich austauschen möchte, um gemeinsam mit den Gefühlen umzugehen, würde der andere am liebsten erst nach der Pandemie wieder anfangen zu fühlen und zieht sich in andere Welten (Arbeit, Computer) zurück. Unserer Erfahrung nach verläuft die Konfliktlinie häufig zwischen den mehr kontaktsuchenden Frauen und den eher dissoziierenden Männern – und dass die Frauen wesentlich weniger Ausweichmöglichkeiten haben, weil sie ihre Freundinnen kaum noch sehen können, macht die Situation nicht unbedingt leichter. Wir versuchen die Folgen der Pandemie unterschiedlich zu bewältigen und können uns zugleich kaum aus dem Weg gehen – eine durchaus brisante Kombination.

Diese Polarisierungen treiben uns auseinander – in Partnerschaften und Familien, in Freundschaften und im Kolleginnenkreis, als Gesellschaft. Dadurch geht das, was uns am Anfang durch die Pandemie getragen hat, nämlich die Solidarität und das Gefühl, diese Misere gemeinsam zu bewältigen, immer mehr verloren. Das verstärkt das latente Gefühl von Einsamkeit und allein gelassen werden. Damit fällt ein wichtiger Puffer gegen das Verstörende der Situation weg, wir verlieren etwas, das uns helfen könnte, diese gut zu bewältigen. Und wer jetzt gut aufgepasst hat, der merkt, dass wir beide uns eher zum Lager der Kontaktsucherinnen zählen. Stimmt!

## Übung

Wo geraten Sie in Polarisierungen – innerlich oder äußerlich mit Menschen aus Ihrem Umfeld? Was tragen Sie selber zu Polarsierungen mit anderen Menschen bei? Was könnten Sie tun, um die Situation zu entspannen? Was würde dafür sprechen, das zu tun? Was dagegen?

## 2.5 Nervensystem in Aufruhr: Ein Ausflug in die Neurobiologie

Warum fühlen viele sich zurzeit körperlich unwohl, sind von Lähmung und Antrieblosigkeit geplagt, befinden sich in einem Zustand hektischer Betriebsamkeit, sind von innerer Unruhe getrieben oder schlafen schlecht? Warum ist der Alkohol- und Tabakkonsum in dieser herausfordernden Zeit so stark angestiegen, warum berichten viele Menschen, dass sie wie süchtig viel zu viel Zeit mit Onlinespielen oder Seriengucken verbringen?

> **Übung**
>
> Wie geht es Ihnen zurzeit? Wie fühlt sich Ihr Körper an? Können Sie sich gut entspannen? Gut schlafen? Konsumieren Sie mehr Alkohol oder Tabak als vor der Pandemie? Wie verhält es sich mit Ihrem Medienkonsum? Hat sich an Ihrer Befindlichkeit und/oder an Ihrem Verhalten seit Beginn der Pandemie etwas verändert? Was genau?

Um Antworten auf die Fragen zu finden, warum sich bei vielen Menschen ihr körperliches Befinden verändert hat, warum es schwerer als sonst fällt, sich zu entspannen, lohnt es sich, einen Ausflug zu den neueren Erkenntnissen der Neurobiologie zu machen (Porges, 2017).

In unserem Alltag geht es in der Regel nicht mehr um den täglichen Kampf ums Überleben. Trotzdem sind Menschen evolutionsbedingt auf neuronaler Ebene mit unbewusst ablaufenden Schutzreaktionen ausgestattet, die ihnen in einer sich ständig ändernden Umwelt helfen sollen, sich anzupassen und zu überleben. Diese Schutzreaktionen laufen unbewusst und völlig automatisch ab. Unbewusst nehmen wir Signale aus der Umwelt wahr und unser autonomes (oder vegetatives) Nervensystem steuert je nach Erfordernis unsere körperlichen Funktionen.

So reagiert unser Körper zum Beispiel mit Anspannung, wenn wir einen Raum betreten, in dem »dicke Luft« zwischen den Menschen herrscht. Wir benötigen keine Informationen, was passiert ist. In der Sekunde, in der wir den Raum betreten, reagiert unser Körper. Das

Autonome Nervensystem löst diese Schutzreaktionen blitzschnell aus. Wir wundern uns in einer solchen Situation vielleicht, warum wir plötzlich so verspannt sind, flach atmen, Kopfschmerzen bekommen oder aggressiv werden. Wir haben eben gesehen, dass die aktuelle Coronasituation alle Merkmale einer verstörenden Erfahrung hat (siehe S. 77). Und auf verstörende Erfahrungen reagiert das Autonome Nervensystem besonders heftig.

Drei neuronale Schaltkreise steuern die körperliche Reaktion eines Menschen auf seine Umwelt und lösen sehr unterschiedliche unwillkürliche Reaktionen aus. Um diese Schaltkreise zu verstehen, werden wir uns im Folgenden kurz die Evolutionsgeschichte anschauen. Wir betrachten die Entwicklung des Gehirns vom Reptil bis zum Menschen und sehen, inwiefern die automatische Steuerung der körperlichen Reaktionen als Anpassung an die Umwelt zu verstehen ist.

Unser Gehirn besteht aus drei Teilen, die sich im Laufe der Entwicklung wie Schichten übereinandergelegt haben.

Der älteste Teil des Gehirns ist der Hirnstamm, den wir mit den Reptilien gemein haben. Hier entspringt das Autonome Nervensystem, das für die automatische Steuerung der inneren Organe zuständig ist. Mit der Entwicklung vom Reptil zum Säugetier hat sich das Mittelhirn über den Hirnstamm gelegt. Das Mittelhirn ist für Emotionen und Triebverhalten zuständig. So lässt sich zum Beispiel beobachten, dass Hunde, bevor sie sich hinlegen, sich häufig mehrfach im Kreise drehen, was ursprünglich das sinnvolle Verhalten eines Wolfes war, um Gras platt zu treten. Im Mittelhirn sitzt eine wichtige Schaltzentrale, die Amygdala. Sie ist zuständig dafür, bei drohender Gefahr Alarm zu geben, um den Körper auf das Bevorstehende optimal vorzubereiten. Der Mensch zeichnet sich im Gegensatz zu den Säugetieren dadurch aus, dass er einen deutlich ausgeprägteren Neocortex besitzt. Dieser Teil des Gehirns macht es dem Menschen möglich zu sprechen, komplex zu denken oder zu träumen.

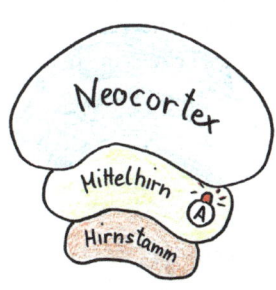

**Das dreiteilige Gehirn**

Weiter geht es mit den drei Schaltkreisen, die für eine schnelle und unwillkürliche Anpassung eines Menschen an seine Umwelt sorgen. Sie sind dem Autonomen Nervensystem zuzuordnen. Das Autonome Nervensystem entspringt dem ältesten Teil unseres Gehirns, dem Hirnstamm (der ältesten der drei Schichten) oder dem sogenannten Reptiliengehirn, und ist dafür zuständig, unwillkürlich, also ohne Zutun des Bewusstseins, sämtliche inneren Organe zu steuern.

Es besteht aus zwei Strängen, dem Sympathikus und dem Parasympathikus, die die Aufgabe haben, alle inneren Organe zu innervieren, also mit den von den Nerven aufgenommenen Reizen zu versorgen und so zu steuern, dass der Körper optimal auf die Erfordernisse seiner derzeitigen Umwelt eingestellt ist. Lange Zeit wurde die Theorie vertreten, dass beide Stränge gegensätzlich arbeiten. So wurde dem Parasympathikus die Funktion zugeordnet, diejenigen Organe zu aktivieren, die in Ruhe und Entspannung benötigt werden wie zum Beispiel der Darm für die Verdauung. Dem Sympathikus hingegen wurde die Aktivierung der Organe zugeschrieben, die für die Anpassung des Körpers bei Gefahr nötig sind, um entweder zu kämpfen oder zu fliehen.

Porges (2017) fand mit seiner Polyvagaltheorie jedoch heraus, dass es drei Schaltkreise gibt: Auf dem Parasympathikus existieren zwei Schaltkreise. Durch einen sehr alten, hinteren Ast, den dorsalen Vagus, sind auch wir Menschen immer noch mit einem Schaltkreis ausgestattet, der schon in Urzeiten den Reptilien half, in Todesgefahr zu überleben. Ein evolutionsgeschichtlich jüngerer Ast hingegen, der ventrale Vagus, ist dafür zuständig, dass Säugetiere, die in einem sozialen Verbund leben, so wie Menschen sich gut an die Erfordernisse eines Lebens in einer Gemeinschaft anpassen können.

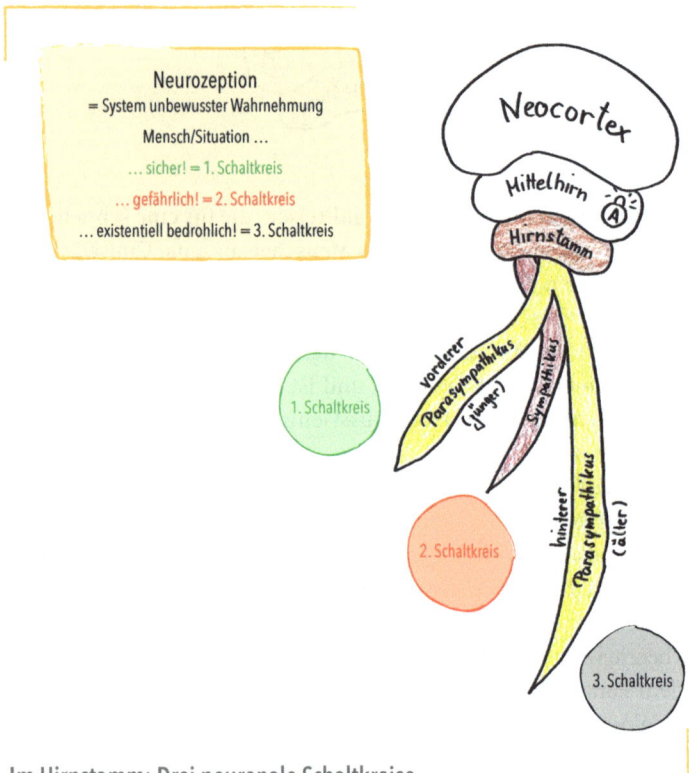

Im Hirnstamm: Drei neuronale Schaltkreise

Nach Porges (2017) ist ein System der unbewussten Wahrnehmung, das Neurozeption genannt wird, permanent damit beschäftigt, die Umwelt (Menschen und Situationen) dahingehend einzuschätzen, ob sie für die Person sicher, gefährlich oder sogar lebensbedrohlich ist. Je nachdem, wie diese Entscheidung ausfällt, wird einer der drei neuronalen Schaltkreise aktiviert, die dafür zuständig sind, das Individuum optimal an die jeweilige Situation anzupassen und so das Überleben zu sichern.

Bewertet das System der unbewussten Wahrnehmung, dass sich der Mensch in Sicherheit befindet, dann wird der erste Schaltkreis (Parasympathikus: ventraler Vagus), evolutionsgeschichtlich der neueste, des neuronalen Systems aktiviert. Dieses System (englisch *Social-Engagement-System*), ermöglicht es Menschen, Gefühle von Vertrauen, Sicherheit und Liebe zu erleben und stärkt so das Sozialverhalten. Viele Säugetierarten und auch der Mensch können nur überleben, wenn sie in einer sozialen Gemeinschaft leben. Deshalb ist die Fähigkeit, die Umwelt oder Artgenossen einschätzen zu können, existenziell notwendig. Nur in einem sicheren Zustand können die überlebenswichtigen Funktionen wie Fortpflanzung, Aufzucht, Verdauung und Schlaf erfüllt werden.

Das neuronale System für soziales Engagement umfasst die Nervenbahnen, die die Muskeln des Gesichts und des Kopfes steuern. In einem Gefühl von Sicherheit sind die Ringmuskeln der Augen entspannt, es zeigen sich Lachfältchen, die Stimme ist ruhig und klangschön. Auf diesen ausgeglichenen und entspannten Zustand eines Gegenübers, der in Mimik und Ausdruck sichtbar wird, reagiert die Neurozeption mit der Wahrnehmung von Sicherheit und die Physiologie kann sich beruhigen. Sehr anschaulich kann diese gegenseitige Regulation bei liebevollen Müttern im Umgang mit ihren Babys beobachtet werden. Erschrickt sich das Baby zum Beispiel durch ein lautes Geräusch, sucht es sofort den Augenkontakt zu seiner Mutter. Durch einen liebevollen Blick, beruhigende Worte, Körperkontakt und Wiegen lässt sich ein Baby in der Regel schnell wieder beruhigen.

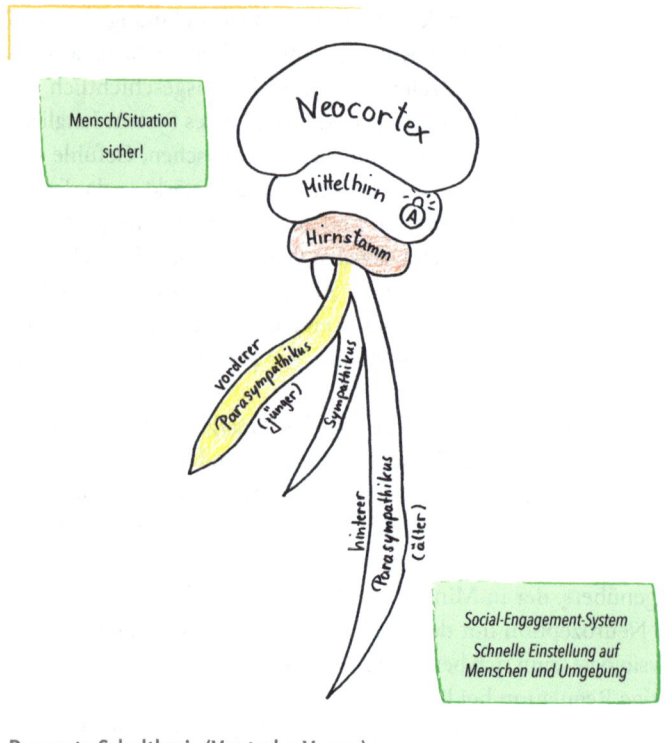

**Der erste Schaltkreis (Ventraler Vagus)**

Wittert das System der unbewussten Wahrnehmung hingegen Gefahr, dann wird der zweite neuronale Schaltkreis (Sympathikus) aktiviert. Unser Körper wird unverzüglich und unwillkürlich vorbereitet, zu kämpfen oder zu fliehen.

Während im System der Sicherheit der Neocortex, das denkende Gehirn, noch zu Rate gezogen werden kann, um eine Situation besser zu beurteilen, ist dies im Falle einer alarmierten Amygdala im Mittelhirn nicht mehr möglich. In diesem Fall wird die Gefahr direkt an das Stammhirn gemeldet und dieses übernimmt das Zepter. Einem Menschen, der eine Situation als gefährlich bewertet, zu erklären, dass er oder sie keine Angst haben bräuchte, funktioniert nicht. Davon kann jeder hundeängstliche Mensch ein Lied singen, für den die oft nett gemeinte Äußerung, dass der Hund ja nur spielen wolle, definitiv nicht hilfreich ist.

Der Sympathikus innerviert bei Gefahrenmeldung alle für Kampf oder Flucht benötigten inneren Organe. Diese Organe liegen oberhalb des Zwerchfells. Der Herzschlag beschleunigt sich, die Atmung wird schneller und flacher. Das dient dazu, mehr Sauerstoff in die benötigten Muskeln zu transportieren, um sich auf den Kampf oder die Flucht vorzubereiten. Die Schweißdrüsen an den Händen werden aktiviert, was evolutionsgeschichtlich dafür gesorgt hat, dass wir fester zugreifen konnten, um ein Werkzeug oder eine Waffe zu halten oder bei der Flucht besser klettern zu können.

Natürlich ist das in der heutigen Zeit nicht mehr nötig, trotzdem reagiert unser Körper genau in dieser Weise, weil sie in der Evolutionsgeschichte überlebenswichtig war. Deshalb bekommen manche Menschen, wenn sie einen Vortrag halten oder in das Büro des Vorgesetzten zitiert werden, nasse schwitzende Hände und fühlen sich gestresst. Ihr Körper bereitet sich auf die »gefährliche« Situation vor, die Muskeln spannen sich an. Dies passiert automatisch und unwillkürlich und oft wundern wir uns, dass wir uns nach solchen Situationen so erschöpft, verspannt oder unwohl fühlen. Dabei war es doch bloß ein unbedeutender Vortrag oder ein kurzes Gespräch mit dem Chef.

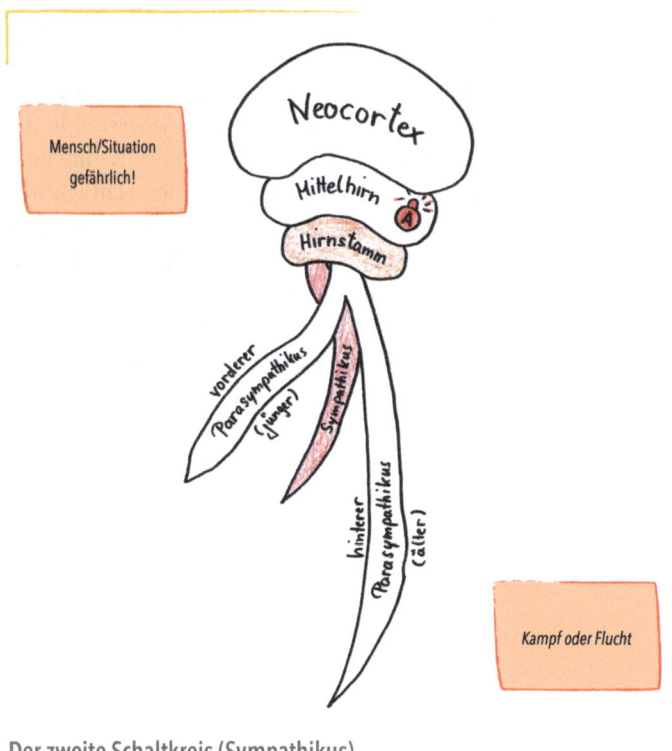

Mensch/Situation
gefährlich!

Neocortex

Mittelhirn

Hirnstamm

vorderer Parasympathikus (jünger)

Sympathikus

hinterer Parasympathikus (älter)

Kampf oder Flucht

Der zweite Schaltkreis (Sympathikus)

Der dritte und letzte Schaltkreis (Parasympathikus: dorsaler Vagus) ist der älteste und stammt in der Evolutionsgeschichte noch aus der Zeit der ersten Reptilien, die die Erde bevölkerten. Bei der Beobachtung von Reptilien lässt sich feststellen, dass sie sich nicht viel bewegen, sondern oft reglos verharren. Die Erstarrung ist ihr wichtigster Schutzmechanismus. Wenn ein Reptil in Gefahr gerät und dieser Schaltkreis aktiviert wird, kommt es zu einem Shutdown. Diese völlige Erstarrung dient seinem Überleben. Denn so wird es von Fressfeinden nicht wahrgenommen. Da Reptilien nur sehr kleine Gehirne haben, benötigen sie nicht viel Sauerstoff und können in diesem Zustand sehr lange verharren.

Auch im Menschen findet sich dieser alte Schaltkreis wieder. Er ist ein Erbe aus Urzeiten. Wenn das System der unbewussten Wahrnehmung eine existenzielle Gefahr meldet, also eine Gefahr, die so groß ist, dass Kampf oder Flucht nicht mehr möglich sind, dann springt dieser dritte Schaltkreis an: Der Mensch wird ohnmächtig, apathisch, schwach, resigniert oder dissoziiert. Dies ist eine sinnvolle Reaktion des Körpers, sich auf Todesgefahr einzustellen. In diesem Zustand ist das Bewusstsein eingetrübt oder ausgeschaltet, so dass man das Schlimme nicht miterleben muss. Auch Schmerz wird nicht mehr so stark wahrgenommen.

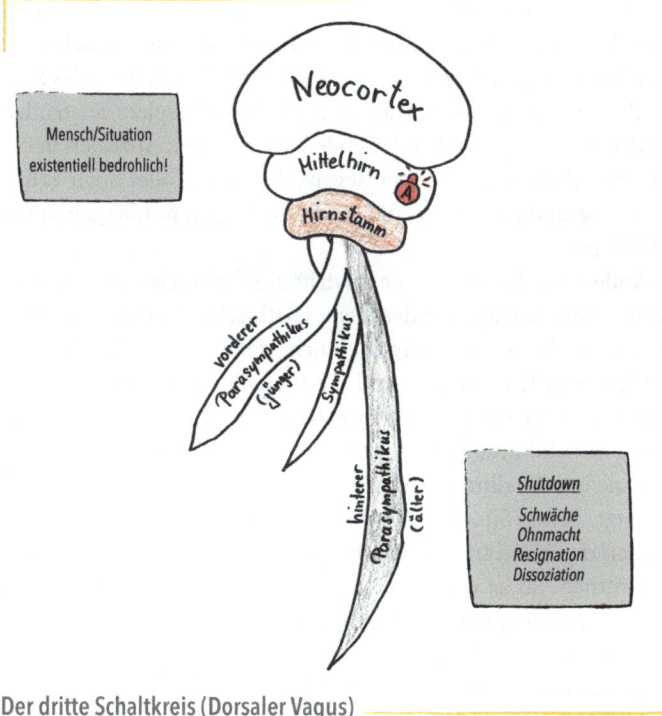

Der dritte Schaltkreis (Dorsaler Vagus)

Unsere äußere Welt wird zurzeit von vielen Menschen aufgrund der Pandemie, beziehungsweise der Abwehrmaßnahmen gegen sie als nicht mehr sicher wahrgenommen. Daher reagiert das Autonome Nervensystem mit einem der beiden Defensivschaltkreise (Schaltkreis 2 oder 3). Je nachdem, wie die Situation individuell wahrgenommen wird, als nur bedrohlich oder sogar als existenziell bedrohlich, bereitet entweder der Sympathikus den Körper für

Kampf oder Flucht vor oder der hintere Ast des Parasympathikus
(dorsaler Vagus) übernimmt die autonome Steuerung.

Darum reagieren einige Menschen rastlos, unruhig, überaktiv oder
aggressiv, während andere wiederum antriebslos, inaktiv, depressiv
oder lethargisch werden. Und die jeweilige Reaktion wird zum Dauer-
zustand, weil sie aufgrund der dauerhaften Bedrohung in einem dieser
älteren Schaltkreise stecken bleiben. Einige Menschen sind gefangen
in einer vom Sympathikus erzeugten Übererregung, die weder durch
Kampf noch durch Flucht ausagiert und damit abreagiert werden
kann. Die erhöhte Aggressivität, die zum Teil in der Gesellschaft wahrzunehmen war, kann als ein Ausagieren der hohen Ladung des Sym-
pathischen Nervensystems auf einem Nebenschauplatz verstanden
werden. Überhitzte und verletzende Diskussionen, Anzeigen in der
Nachbarschaft aufgrund von Regelverletzungen oder auch Prüge-
leien aufgrund einer Bitte, die Maske zu tragen, werden somit verständlicher.

Andere wiederum stecken im dritten Schaltkreis, dem dorsalen
Vagus, fest und reagieren depressiv, apathisch oder kraft- und mut-
los. Dies ist besonders wahrscheinlich, wenn die aktuelle Situation
Gefühle von Hilflosigkeit und Ohnmacht auslöst und alte seelische Wunden triggert. Bei traumatisierten Menschen, die in ihrer
Biografie schlimme Erfahrungen machen mussten, ist die Schaltzentrale im Mittelhirn, die Amygdala, in einen Daueralarmzustand
versetzt. Selbst Situationen, die für andere harmlos erscheinen,
werden dann von traumatisierten Menschen als Bedrohung wahrgenommen. So ist die Möglichkeit für traumatisierte Menschen,
sich selbst zu regulieren, um mit einem Gefühl von Sicherheit in
einen ruhigen und entspannten Zustand zurückzufinden, dras-
tisch reduziert.

In unsicheren Situationen ist für Menschen der Kontakt zu anderen Menschen wesentlich. Als Babys sind wir davon abhängig, dass
unsere engsten Bezugspersonen uns helfen, aus unangenehmen
Zuständen wieder in einen Zustand von Ruhe und Sicherheit zurückzufinden. Über die Neurozeption, das System der unbewussten Wahrnehmung, reagieren wir besonders auf die Gesichtsmuskulatur unseres Gegenübers. Sind die Ringmuskeln um die Augen des Gegenübers
entspannt, das Gesicht freundlich zugewandt, der Blick warm und die

Stimme angenehm, dann reagiert das Autonome Nervensystem mit dem ersten Schaltkreis, der bei Sicherheit aktiviert wird.

Wichtig: Der Schaltkreis des sozialen Engagements (erster Schaltkreis) funktioniert nicht gleichzeitig mit den anderen beiden Schaltkreisen. Wenn es also gelingt, das System des sozialen Engagements zu aktivieren, fährt das Autonome Nervensystem herunter, wir können uns entspannen, Freude haben und im Kontakt sein.

Die Möglichkeit durch den Kontakt mit anderen Menschen das eigene Nervensystem zu beruhigen, ist in Coronazeiten deutlich erschwert, weil wir Kontakte reduzieren mussten. Hinzu kommt, dass gerade sehr viele Menschen, unter Umständen auch unsere Liebsten und engsten Freunde, besorgt sind, Ängste haben, gestresst und nicht in ihrer Mitte sind. Auch bei ihnen sind vielleicht die Defensivsysteme angesprungen. Und so kann es dazu kommen, dass wir uns im Kontakt zusätzlich hochschaukeln, statt uns zu beruhigen und zu entspannen. Dieses Phänomen ist auch in Bezug auf Homeschooling zu beobachten. Die durch Doppelbelastung von Schulbetreuung und Homeoffice geforderten Eltern geben ihr Bestes, die Kinder bei ihren Aufgaben zu unterstützen, und trotzdem kommt es zu Streit und Verweigerung seitens der Kinder. Die Stimmung ist in vielen Familien in Bezug auf das Thema Schule zwischen Eltern und Kindern schlecht und höchst angespannt.

Es ist eine extrem große Herausforderung, trotz der vielen Anforderungen immer wieder in einen einigermaßen ruhigen und entspannten Zustand zurückzukehren. Unser Autonomes Nervensystem ist alarmiert und erzeugt immer wieder automatisch einen körperlich auf Dauer schwer zu ertragenden Zustand der Anspannung oder der Resignation und Depression. Der gegenwärtig erhöhte Alkoholkonsum sowie Fluchten in andere Süchte können als Versuche gewertet werden, das Autonome Nervensystem zu beruhigen. Sie stellen einen hilf- wie fruchtlosen Versuch dar, mit dieser Situation umzugehen.

## 2.6 Die Krise dauert und dauert:
## Von der Kurz- zur Langstrecke

Eine letzte Perspektive: Die lange Dauer der Krise bedeutet nicht nur, dass etwas Schwieriges schlicht länger dauert – sie bedeutet auch einen qualitativen Unterschied.

Als die Pandemie im Frühjahr 2020 in Deutschland ankam, standen wir erst einmal alle mehr oder weniger unter Schock. Es war ein harter Einschnitt, wir sind aus dem vollen Lauf gebremst worden und fanden uns in einer bizarren Situation und in einem vollständigen Lockdown wieder. Wir sind davon ausgegangen: »Das wird jetzt eine harte Wegstrecke – und im Herbst ist es vorbei. Ein steiniger Weg, aber auch ein Ziel in Sicht.« Veranstaltungen und Urlaube wurden vom Frühjahr in den Herbst verschoben. Und im Sommer schien es, als wäre es fast schon vorbei. Ja klar, die Virologen haben eine zweite Welle für den Herbst vorhergesagt, irgendwie wussten wir das schon – aber das war ein abstraktes Wissen. Als die Zahlen im Herbst wieder stiegen, ein neuer Lockdown kam, war die Ansage: »Bis Weihnachten müssen wir uns zusammenreißen – aber der Lohn dafür wird ein Fest im Kreis unserer Familie sein.« Wir wissen, dass es dann anders gekommen ist.

Aber es gab immer noch die Hoffnung auf die Impfung – und die kam dann auch, sogar wesentlich früher als erwartet und gehofft. Allerdings trat parallel zum Impfstart ein neuer Bösewicht auf den Plan – Mutationen, die wesentlich ansteckender, teilweise offenbar auch mit Blick auf den Verlauf gefährlicher sind. Das Impfen wurde zu einem Rennen gegen die Zeit: Wird die Impfkampagne schneller sein oder die Mutationen? Und, wichtiger noch: Wird die Impfung auch gegen diese wirken oder werden sich die Impfstoffe zumindest schnell anpassen lassen? Und wem das noch nicht genügte, der konnte sich mit Wochenzeitschriften eindecken, die ein »Zeitalter der Pandemie« ausgerufen haben und Wissenschaftler zu Wort kommen ließen, die davon ausgehen, dass wir immer wieder mit weltumspannenden Pandemien werden rechnen müssen. Denn wir würden immer weiter in die Rückzugsräume von Wildtieren eindringen und kommen diesen daher immer näher – gute Bedingungen dafür, dass ihre Viren auf uns überspringen. Und die globale Vernetzung sorge dafür, dass sich solche Krankheiten nicht mehr lokal verbreiten, sondern sich mit ihren Wirten ins Flugzeug setzen und um die Welt reisen.

Wir sind also gestartet mit dem Bild, dass wir eine Kurzstrecke – oder, wenn wir Pech haben, eine Mittelstrecke – zu bewältigen haben. Vielleicht ein steiniger Weg, aber das Ziel ist in Sicht und wir haben auch Ideen, wie wir dahin kommen können. Und wenn Plan A nicht klappen sollte, dann haben wir auch noch einen Plan B und einen Plan C in petto. Spätestens ein Jahr später, im Frühjahr 2021, war klar, dass das keineswegs sicher ist. Vielleicht wirken die Impfstoffe wunderbar und vielleicht bewahrheitet sich das Versprechen, dass bis zum Ende des Sommers alle, die wollen, ein Impfangebot bekommen haben und wir das Ziel der Herdenimmunität erreicht haben. Vielleicht. Vielleicht aber auch nicht. Vielleicht gibt es auch Mutationen, gegen welche die Impfstoffe nicht wirken und wir müssen von vorne anfangen. Vielleicht kommen auch neue Mutationen – oder irgendwo in der Welt springt gerade COVID-21 auf einen ahnungslosen Menschenkollegen über. Und wer weiß, wie unsere Gesellschaft aussieht, wenn die Pandemie wirklich vorbei ist – was kommt da noch auf uns zu?

Spätestens im Frühjahr 2021 schwante uns also allmählich, dass wir keineswegs auf einer Kurzstrecke unterwegs sind, sondern auf einer Langstrecke. Das Ziel ist nicht in Sicht. Keiner weiß, ob es hinter der nächsten Biegung liegt und wir es geschafft haben, was durchaus möglich ist. Genauso möglich ist es aber auch, dass hinter der nächsten Biegung eine nächste lange Wegstrecke sichtbar wird. Wenn wir ehrlich sind, haben wir keine Ahnung mehr, wie weit der Weg zum Ziel noch ist. Und wir wissen auch nicht genau, wie der Weg aussieht.

Diese Erkenntnis kommt innerlich einem kleinen Erdbeben gleich. Denn für die Kurz- und Mittelstrecke haben wir eine gute innere Mannschaftsaufstellung parat: aktiv, innovativ, optimistisch. Wir wissen, dass eine aktive Strategie hilft, Krisen zu bewältigen, das ist gut erforscht. Und wir können das auch, darauf sind wir stolz und das ist unser gesellschaftlicher Standard. Wir ziehen viel Selbstwertgefühl daraus, dass wir Probleme lösen und Wege finden, etwas zu bewältigen und unter Kontrolle zu bekommen. Wir lassen uns nicht unterkriegen! Im ersten Lockdown konnte man manchmal fast den Eindruck bekommen, dass eine Art Wettbewerb darüber ausbrach,

wer in der Lockdown-Bewältigung die beste Figur macht. Wer hat
schon den Keller aufgeräumt, den Schrank ausgemistet? Schon Brot
gebacken und neue Rezepte ausprobiert? Wir sind gut drauf, kriegen
das gut hin und verstehen uns bestens – Ihr auch?

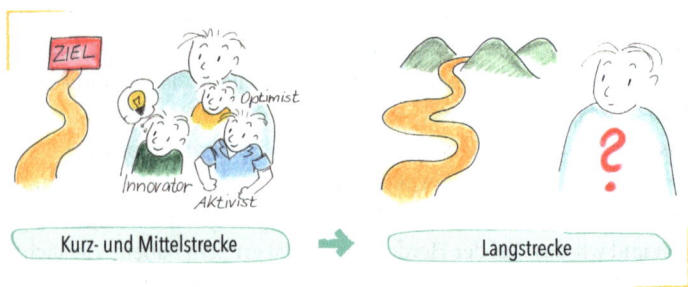

Kurz- und Mittelstrecke            Langstrecke

Diese aktive Strategie stößt an ihre Grenzen dort, wo es um die Langstrecke geht. Mit dem Kurzstreckenteam können wir die Langstrecke
nicht durchhalten. Nicht nur, dass ihm die Puste ausgeht, es kann
auch nicht gut mit Situationen umgehen, wo es nicht um Lösungs-
suche geht, sondern darum, eine leidvolle Situation und Hilflosigkeit über längere Zeit schlicht auszuhalten. Wir brauchen also neue
Strategien und eine andere Haltung. Aber welche?

**Übung**
Was löst der Übergang von der Kurzstrecke zur Langstrecke in Ihnen
aus? Wie gut sind Sie darin, auszuhalten, wenn eine Lösung noch nicht
in Sicht ist? Wem in Ihrem Inneren Team fällt das besonders schwer?

## 2.7 Gangbare Wege finden:
## Welche Haltung brauchen wir jetzt?

Mir ist zu der Frage, welche Haltung jetzt hilfreich wäre, ein Satz
eingefallen, den ich (Dagmar Kumbier) das erste Mal im Elternhaus
einer Schulfreundin kennengelernt habe. Er hing als Stickbild auf
dem Treppenabsatz und ich fand ihn furchtbar peinlich. Dieser Satz

ist nichts für Jugendliche, man muss ein bisschen älter werden, um
ihn zu schätzen zu lernen, denn man braucht dafür Erfahrungen mit
Niederlagen, Scheitern und Demut.

*Gott, gib mir die Gelassenheit, Dinge hinzunehmen, die ich nicht
ändern kann, den Mut, Dinge zu ändern, die ich ändern kann, und
die Weisheit, das eine vom anderen zu unterscheiden.*

Einige von Ihnen werden diesen Text als Gelassenheitsgebet der
Anonymen Alkoholiker kennen. Beim Übergang von der Kurz- zur
Langstrecke geht es um den Übergang von Mut zur Gelassenheit.
Wir können im Moment wenig tun, um die Lage grundlegend zu
ändern. Als Gesellschaft schon, da können wir uns auf Regeln ver-
ständigen, Impfstoff bestellen und Impfungen organisieren, Hilfs-
pakete für Unternehmen bereitstellen, die unverschuldet in Not
geraten sind. Aber Sie oder wir als einzelne, wir können wenig tun,
wenn wir nicht gerade auf der Intensivstation oder im Impfzentrum
arbeiten. Es geht also darum auszuhalten und zu akzeptieren, dass
es uns nicht gut geht, mir nicht, Ihnen nicht, unserem Umfeld
nicht und uns als Gesellschaft nicht. Es geht darum, das Schwierige
schlicht als Teil unseres Lebens zu akzeptieren.

Das fällt anderen Kulturen leichter als uns. Buddhistische Kulturen gehen davon aus, dass Leben Leiden ist. Wenn wir uns dagegen
wehren, verstricken wir uns in fruchtlose Kämpfe. Das Leiden und
der Kampf dagegen bestimmt unser Leben dann immer mehr. Aber
in dem Moment, in dem wir das Leiden als Teil des Lebens akzeptieren, verliert es seine Macht und seine Wucht, es tritt als etwas Selbst-
verständliches in den Hintergrund und wir können unseren Frieden
damit machen. Aus buddhistischer Sicht ist innerer Frieden nur auf
diesem Wege möglich. Denn in dem Augenblick, in dem wir unseren Seelenfrieden davon abhängig machen, ob unsere äußere Situation gut ist, bleiben wir abhängig von äußeren Umständen. Und es
wird immer etwas geben, das nicht gut ist. Spätestens im Vergleich
mit anderen, die es besser getroffen zu haben scheinen, werden wir
immer Gelegenheit zur Unzufriedenheit finden. Daher ist der einzige Weg zu wirklicher Zufriedenheit, das Leben so zu akzeptieren,
wie es nun einmal ist.

Das ist durchaus anspruchsvoll – und der Weg zur Erleuchtung
weit. Aber es gibt einfache Sätze und einfache Schritte in diese Rich-

tung. Der grundlegendste Schritt besteht darin, das Leiden schlicht
anzuerkennen – ohne Beschönigung, ohne Bagatellisierung, ohne
Dramatisierung, ohne Aktivismus (Neff, 2012, S. 157). »So ist es.«
Und alle, die mit Menschen arbeiten, wissen um das eigenartige
Phänomen, dass schwere Situationen und schwere Gefühle leichter
zu ertragen sind, wenn wir jemanden an unserer Seite haben, der
diese anerkennt und Worte dafür findet. Eigentlich hat sich damit
ja gar nichts verändert und dennoch kehrt Ruhe ein.

Ein anderer einfacher Satz ist die Erinnerung daran, dass auch
diese Situation vorbei gehen wird (Brahm 2006, S. 103 ff.). Wir können sicher sein, dass die Pandemie enden wird – wir wissen nicht
wann, wir wissen nicht wie, und wir wissen nicht, was danach sein
wird. Aber es wird ein Danach geben, es wird nicht ewig dauern.
Und wenn es uns gelingt, zu akzeptieren, dass wir keine Kontrolle
darüber haben, dann können wir abwarten. Und wir tun gut daran,
unsere Kräfte nicht in Aktionismus zu verpulvern und uns an Din-
gen abzuarbeiten, auf die wir keinen oder nur wenig Einfluss haben,
sondern abzuwarten, bis Anstrengung wieder lohnt. Ajahn Brahm
lässt diese Haltung in seiner wunderbaren Sammlung buddhistischer
Geschichten in diesem Ratschlag anklingen: »Wenn es nichts zu tun
gibt, dann tu auch nichts« (2006, S. 116 ff.). Meine Hamburger Groß-
mutter meinte die gleiche Haltung mit ihrem Leitspruch »Nützt ja
nichts«. Man kann jammern und klagen, sich wehren und lamentieren – aber die Dinge sind nun einmal, wie sie sind.

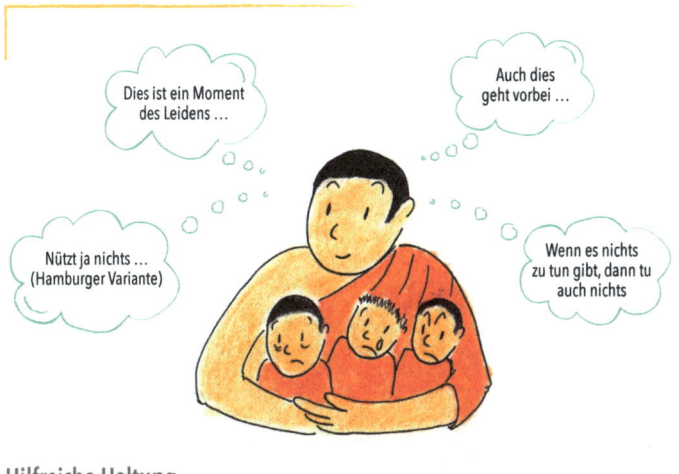

## Hilfreiche Haltung

**Übung**

Wie nah oder wie fern ist mir eine solche Haltung? Mag ich sie oder werte ich sie eher ab? Wo fällt sie mir leichter, wo habe ich sie sogar womöglich schon? Wo fällt sie mir schwer, wo bin ich weit davon entfernt?

Was erleichtert es mir, einer solchen Haltung der Gelassenheit nahezukommen, was brauche ich dafür? Was entfernt mich davon, wie schaffe ich es, mich auf geradem Wege ins Hamsterrad zu manövrieren?

Wie können wir uns in unserer heutigen Zeit und jenseits buddhistischer Klöster einer solchen Haltung annähern? Wie können wir gelassener werden und unsere Angst und Anspannung beruhigen? Und wie können wir die unbestimmte Zeit, welche diese Pandemie und ihre Nachwirkungen noch prägen werden, gut durchhalten?

## Sechs Strategien zur Selbstfürsorge

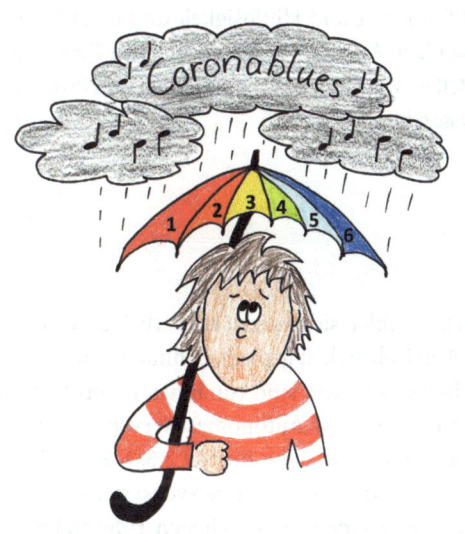

In der Coronakrise erleben wir, dass wir einen großen Teil unseres persönlichen Lebens nicht mehr beeinflussen können. Reiseverbote, Lockdowns, Schließungen von Geschäften, Schulen und Kitas, Maskenpflicht in der Öffentlichkeit, nächtliche Ausgangssperren und noch einiges mehr werden und wurden von der Politik über unseren Kopf hinweg entschieden. Diese einschneidenden Maßnahmen haben großen Einfluss auf unser alltägliches Leben, sie schränken uns in unseren Grundrechten ein. Gleichwohl gelten sie bis auf Weiteres, an ihnen ist nicht zu rütteln, sie sind außerhalb unseres Einflussbereiches. Das sorgt bei vielen von uns für Gefühle von Ohnmacht und Hilflosigkeit (siehe Kapitel 2.4, S. 72).

Natürlich gibt es auch in diesen Zeiten Bereiche, die wir sehr wohl beeinflussen können. Jedem von uns steht es auch unter diesen restriktiven Bedingungen frei, zu entscheiden, wie er sich in diesem gesteckten Rahmen bewegt. Wie vorsichtig bin ich? Nutze ich jedes Schlupfloch, dass sich mir bietet und versuche das Maximum, das möglich ist, auszunutzen? Oder bin ich vorsichtig und versuche Kontakte soweit wie möglich zu reduzieren, auch wenn ein Mehr davon erlaubt wäre?

In der Bewältigung von Krisen ist es hilfreich, aktiv zu sein. Das erlöst aus Ohnmacht und Hilflosigkeit und schafft ein Gefühl von Selbstwirksamkeit. An dieser Stelle möchten wir Ihnen einige Möglichkeiten vorstellen, wie Sie gezielt aktiv werden und Ihre Stimmung positiv beeinflussen können.

## 3.1 Sich beruhigen: Selbstregulierung lernen

Viele Menschen fühlen sich zurzeit körperlich unwohl, sind von Lähmung und Antrieblosigkeit geplagt, befinden sich in einem Zustand hektischer Betriebsamkeit, sind von innerer Unruhe getrieben oder schlafen schlecht, weil ihr Autonomes Nervensystem unwillkürlich auf diese Krise reagiert (siehe Kapitel 2.5, S. 87). Welche Möglichkeiten gibt es nun, das autonome Nervensystem zu beruhigen, um sich selbst wieder in einen ausgeglichenen, ruhigen und entspannten körperlichen Zustand zu bringen?

Der evolutionsgeschichtlich jüngere vordere Ast des Parasympathikus (ventraler Vagus) ist von den drei Schaltkreisen hierarchisch gesehen der höchste. Wenn er aktiviert ist, dann kann aktiv auf die anderen beiden Schaltkreise zugegriffen werden. Die zwei niederen Schaltkreise können dann bewusst genutzt werden, zum Beispiel die Aktivierung des Sympathikus (Mobilisierung ohne Furcht) für Spiel, Sport und Bewegung oder der hintere Ast des Parasympathikus (dorsaler Vagus) für Entspannung, Chillen auf dem Sofa, Intimitäten mit dem Partner (Immobilität ohne Furcht). Eine Gleichzeitigkeit von einem aktivierten ventralen Vagus und Stress oder Erstarrung ist ausgeschlossen. Insofern stellt sich die Frage, wie es möglich ist, genau diesen Ast, den ventralen Vagus, bewusst zu aktivieren. Denn wenn uns dies gelingt, dann hätten wir damit eine Möglichkeit gefunden, bewusst und willkürlich Einfluss auf unser autonomes Nervensystem zu nehmen und unseren körperlichen Zustand zu regulieren. Wenn wir lernen, unser Selbstregulierungssystem positiv zu beeinflussen, das heißt, uns selbst zu regulieren, erleben wir Selbstwirksamkeit. Dies gibt Zuversicht und Selbstbewusstsein.

Was ist also zu tun? Natürlich eignen sich die bewährten Entspannungsverfahren wie Autogenes Training, Progressive Muskelentspannung nach Jacobsen, Feldenkrais, Meditationen oder auch Yoga wunderbar, das autonome Nervensystem zu beruhigen. Doch es benötigt etwas Zeit, diese Techniken zu erlernen und zu nutzen. Im Folgenden werden Sie auf Grundlage der Polyvagaltheorie sehr einfache, aber hoch effektive und schnell durchführbare Möglichkeiten kennenlernen, die allesamt nicht länger als fünf bis zehn Minuten dauern.

## Atemübung

Ein wichtiger Zugang zum autonomen Nervensystem ist die Atmung. Während alle anderen Organe, wie zum Beispiel das Herz oder der Darm vom autonomen Nervensystem so innerviert werden, dass wir keine bewusste Steuerungsmöglichkeit haben, ist dies bei der Lunge anders. Auf der einen Seite fließt unser Atem automatisch, wir atmen ein und aus, ohne es wahrzunehmen. Auf der anderen Seite können wir die Lunge auch sehr aktiv steuern. Wir können bewusst tief ein- oder ausatmen oder für eine gewisse Zeit die Luft anhalten. Aufgrund dieser bewussten Steuerungsmöglichkeit der Lunge eignet sich die Atmung hervorragend als Instrument, um unser autonomes Nervensystem zu beruhigen.

Um sich zu beruhigen, braucht es nichts weiter, als einen bewussten Fokus auf die Ausatmung zu legen.

### Übung

Probieren Sie es jetzt selbst aus. Spüren Sie, wie es Ihnen gerade geht. Dann konzentrieren Sie sich kurz auf Ihre Atmung. Zählen Sie bei der Einatmung bis 4, bei der Ausatmung bis 6. Das wiederholen

Sie zwei bis drei Minuten. Danach schließen Sie bitte die Augen und spüren, ob Sie einen Unterschied zu vorher wahrnehmen.

Ergänzend zu dieser Übung kann die Ausatmung von einem Ton oder einem Seufzen begleitet werden. Auch das Spielen von Holzblasinstrumenten hat nach Porges einen beruhigenden Einfluss auf das autonome Nervensystem (2017).

Diese Übung nutzt den entspannten Zustand der Lunge wie einen positiven Trigger für das autonome Nervensystem.

## Körperübung nach Rosenberg

In ähnlicher Art wirkt auch eine Grundübung, die der Körpertherapeut Rosenberg (2018) auf Grundlage der Polyvagaltheorie für seine Patienten entwickelt hat. Diese Grundübung basiert auf dem Wissen, dass die Ringmuskeln um die Augen bei aktiviertem ventralem Vagus entspannt sind. In der Übung werden die Ringmuskeln über längere Zeit in eine Extremposition gebracht. Auf Dauer können sie in dieser Position die Anspannung nicht mehr halten und entspannen sich. Dies triggert wiederum das autonome Nervensystem positiv und es beginnt herunterzufahren.

Diese Übung hat sich in unseren vielen Online-Corona-Workshops sehr bewährt und der Erfolg ist erstaunlich. In kürzester Zeit waren auf dem Zoom-Bildschirm lauter gähnende Teilnehmerinnen und Teilnehmer zu sehen. Keine gute Einleitung für einen längeren Vortrag!

### Übung
Setzen Sie sich gerade hin, verschränken Sie die Finger und legen Sie Ihre Handflächen auf den Hinterkopf (am Übergang vom Nacken zum Schädelknochen). Schauen Sie geradeaus, dann lassen Sie Ihre Augen so weit nach rechts wandern, wie es Ihnen möglich ist. Dort halten Sie den Blick für dreißig bis sechzig Sekunden. Dann wandern Sie mit Ihren Augen langsam über die Mitte nach ganz links und halten den Blick dort ebenso dreißig bis sechzig Sekunden. Falls Sie Impulse spüren zu schlucken oder zu gähnen, kommen Sie diesen gern nach,

denn es ist ein Zeichen dafür, dass das autonome Nervensystem beginnt herunterzufahren. Danach geht es für die gleiche Zeit noch ein letztes Mal nach rechts und abschließend nach links. Schließen Sie danach die Augen und spüren Sie nach. Gibt es einen Unterschied?

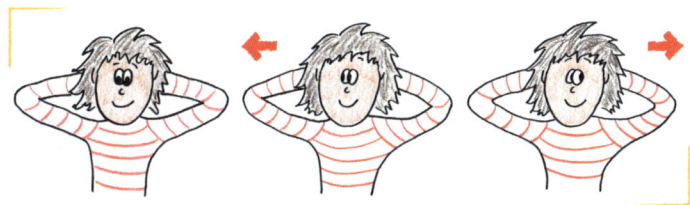

Auch mentale Reisen, also Imaginationen, sind hervorragend geeignet, wieder zu einem guten Erregungszustand zurückzufinden. Die Bilder, die wir vor unserem inneren Auge sehen, haben auf unsere Physiologie die gleichen Einflüsse wie reale Bilder. Insofern lohnt es sich, mit Hilfe von Imaginationen zu einem Wohlfühlort aufzubrechen und ein wenig dort zu verweilen. Mittlerweile gibt es viele geführte Imaginationen und Entspannungsreisen. Suchen Sie sich aus, was Ihnen gefällt und entspricht und achten Sie darauf, dass Sie die Stimme mögen, welche die Imagination anleitet.

**Imagination: Reise zu einem Kraftort (nach Kumbier, 2019, S. 180)[1]**
Setze oder lege dich nun bequem hin … Nimm dir einen Moment Zeit zum Umschalten … nun geht es nur um dich … Achte einen Moment nur auf deinen Atem, nicht verändern, nur achtsam wahrnehmen … Nimm wahr, wie dein Atem ganz von allein kommt und geht … ganz verlässlich, ohne dass du etwas dazu tun musst …

---

1   In Imaginationsübungen verwenden wir die Anrede »Du«. Denn hier sollen Sie in einen tieferen Kontakt mit sich und Ihren Teammitgliedern kommen. Es geht um eine Form des Inneren Dialogs und wir gehen davon aus, dass sich jeder Mensch im Inneren Dialog duzt.

Ich lade dich nun ein auf die Suche nach einem Ort, an dem sich dein Körper und deine Seele erholen können …

Lass das Bild eines Ortes in dir wachsen, der dir wohltut, an dem dein Körper und deine Seele sich erholen können … vielleicht kennst du diesen Ort schon, vielleicht auch nicht … vielleicht ist er in der Natur, am Meer, in einem Garten oder im Wald oder auf einem Berg … vielleicht liegt er geschützt in einer Höhle … oder an einem Ort deiner Fantasie oder einer Geschichte …

Lass das Bild dieses Ortes in dir entstehen und langsam deutlicher werden … Was nimmst du um dich herum wahr? … Was siehst du? … Was kannst du hören? … Was spürst du auf deiner Haut …?

Spüre die Kraft und Energie dieses Ortes in dir … wie fühlst du seine Kraft in deinem Körper? … Nimm die Kraft wahr … vielleicht möchtest du sie sich noch ein wenig ausbreiten lassen …

Schau, was du mitnehmen möchtest von diesem Ort und mach dir klar, dass du jederzeit wiederkommen kannst.

### Flow

Und natürlich können Sie alles nutzen, was Sie in einen Flow bringt, in ein Erleben von Ganzheit im Hier und Jetzt. Das kann zum Beispiel sein: Musikgenuss, Malerei, Sport, diesen wunderbaren Baum umarmen, im Garten die Flora hegen, …

## 3.2 Eine hilfreiche Mannschaft aufstellen: Die Führung im Inneren Team übernehmen

Im ersten Kapitel haben wir gesehen, was für unterschiedliche Teammitglieder die Coronakrise in uns auslöst (siehe Kapitel 1, S. 17 ff.). Wie können wir mit dieser inneren Vielfalt wirksam und nützlich umgehen? Wie sorgen wir dafür, dass aus diesem unübersichtlichen Haufen wieder ein Team wird, ein Team, das an einem Strang zieht und uns hilft, mit Zuversicht und Gelassenheit durch diese Zeit zu kommen?

Die wichtigste Antwort auf diese Frage ist, dass wir wieder die Führung unseres Inneren Teams übernehmen sollten. In unserem

Alltagsbewusstsein nehmen wir in der Regel eher undifferenziert die Gesamtheit unserer inneren Teammitglieder mit ihren sehr unterschiedlichen Stimmungen, Energien, Impulsen und Handlungsaufforderungen wahr. Oft ergibt sich daraus ein diffuses Gefühl, wir können gar nicht so genau sagen, wie es uns geht. Unser Befinden ist ein Gemisch aus den unterschiedlichsten Strömungen und meist nur schwer zu fassen zu bekommen und noch schwerer zu formulieren.

## Die eigene Mannschaftsaufstellung kennenlernen

Im ersten Schritt ist es daher wichtig, die eigene innere Mannschaftsaufstellung erst einmal kennenzulernen: Wen gibt es da überhaupt, wer redet und fühlt da alles durcheinander? Eine gute Möglichkeit dazu ist die Erhebung und Visualisierung des Inneren Teams am Blatt (Schulz von Thun, 1998; Kumbier, 2013, S. 106–142). Wenn Sie unserer Einladung, Ihr eigenes Inneres Team in Zeiten von Corona aufzumalen, gefolgt sind (siehe S. 22), dann haben Sie das bereits ausprobiert und am eigenen Beispiel erlebt.

**Übung**
Holen Sie das Bild mit Ihren Teammitgliedern, das Sie in Kapitel 1 begleitend gemalt haben, wieder hervor und werfen Sie einen Blick darauf. Wie geht es Ihnen jetzt mit Ihrem Inneren Team, woran bleiben Sie hängen und worum möchten Sie sich kümmern? Es wird jetzt um Selbstfürsorge und Selbstleitung im Inneren Team gehen und wenn Sie mögen, dann können Sie das am eigenen Beispiel mit verfolgen.

Durch das Identifizieren und Aufmalen unserer inneren Teammitglieder passiert etwas, das wir Dis-Identifikation nennen (Schulz von Thun, 1998, Kap. 2.4.). Wir treten einen Schritt zurück, nehmen sozusagen eine Metaposition ein und schauen von außen auf unser Inneres Team. Das, was vorher ein ungutes Gefühl war, für das wir vielleicht gar keine Worte hatten und von dem wir auch nicht so recht wussten, was genau dieses Gefühl ausmacht, zeigt sich auf dem Papier in einer Vielfalt innerer Anteile. Allein das Verständnis, was innerlich in einem los ist, bringt in der Regel ein Gefühl von Erleichterung mit sich, das erleben wir immer wieder bei der Arbeit mit unseren Klientinnen und Klienten: »Jetzt verstehe ich endlich, was in mir los ist!«

Auch wenn wir es mit schwierigen Inneren Teammitgliedern zu tun bekommen, schafft die Erkenntnis, dass das nur ein Teil von uns ist, Abstand. Es ist ein großer Unterschied zu sagen »Ich bin verzweifelt!« oder »Ein Teil von mir ist verzweifelt!« Wenn wir realisieren, dass das nur ein Teil von uns ist, nehmen wir wahr, dass es daneben auch ganz andere Teile gibt, die vielleicht wichtige Ressourcen beinhalten. Der Abstand bringt außerdem Klarheit, zu sehen, wer von unseren Teammitgliedern in Not ist, so dass wir uns um diese Teile kümmern können.

## Die Oberhauptposition (wieder)finden

Im zweiten Schritt geht es nun darum, die Führung in unserem Inneren Team zu übernehmen, also den Chefinnensessel zurückzuerobern. Denn es gibt nicht nur die Inneren Teammitglieder, es gibt auch ein »Oberhaupt«, welches das Innere Team im Idealfall leitet, schützt und versorgt (Schulz von Thun, 1998, Kap. 2; Kumbier, 2013, S. 30 ff.; Schwartz, 1997, S. 63 ff.). Das Oberhaupt steht für die Einheit der Person und wir identifizieren uns mit dieser Einheit: Wir sagen »Ich« und nicht »Wir«.

Das Oberhaupt ist einerseits ein Geisteszustand, in dem Menschen ihre unterschiedlichen inneren Anteile wahrnehmen und beobachten können. Je klarer wir mit unserer Oberhauptenergie in Kontakt kommen, desto mehr können wir allen unseren inneren Anteilen und den Gefühlen, die diese haben, mit Interesse, Mitgefühl und Akzeptanz begegnen (Schwartz, 1997, S. 64 ff., S. 94).

Andererseits ist das Oberhaupt die Steuerungsinstanz im Inneren Team. Seine Aufgabe besteht darin, sich um die einzelnen Teammitglieder zu kümmern und dafür zu sorgen, dass der Mensch sich selbst und anderen konstruktiv gegenübertritt. Eine gute Metapher für Oberhauptenergie ist das Bild idealer Eltern (Kumbier, 2019, S. 55). Was auch passieren mag, ideale Eltern bleiben da, sind ansprechbar und fühlen sich zuständig. Und sie sind von der Zuversicht erfüllt, dass das Leben weitergeht und dass sich Lösungen finden werden, auch wenn diese noch nicht in Sicht sind. Ideale Eltern nehmen die Angst ihrer Kinder ernst, ohne sich von ihr anstecken zu lassen.

Wenn wir mit dieser Oberhauptenergie verbunden sind, können wir jedem unserer Anteile empathisch und akzeptierend begegnen. Wir sind in der Lage, verletzte und verängstigte Anteile zu beruhigen und zu versorgen. Und wir identifizieren uns mit keinem Anteil so stark, dass wir andere abwerten oder aus den Augen verlieren. Wir können uns also auch von allen unseren Anteilen abgrenzen.

Wie kann das klappen? Wie können wir uns als Oberhaupt den verschiedenen Teammitgliedern zuwenden, um möglichst geschmeidig und gelassen durch diese Zeit zu kommen? Das möchten wir am Beispiel eines Inneren Teams zeigen, das ich (Constanze Bossemeyer) im Laufe der Pandemie für die Fragestellung »Wie kann ich gelassener durch diese Zeit gehen?« für mich erhoben habe. Wir möchten verdeutlichen, wie das Modell des Inneren Teams helfen kann, sich für diese große Herausforderung gut innerlich aufzustellen.

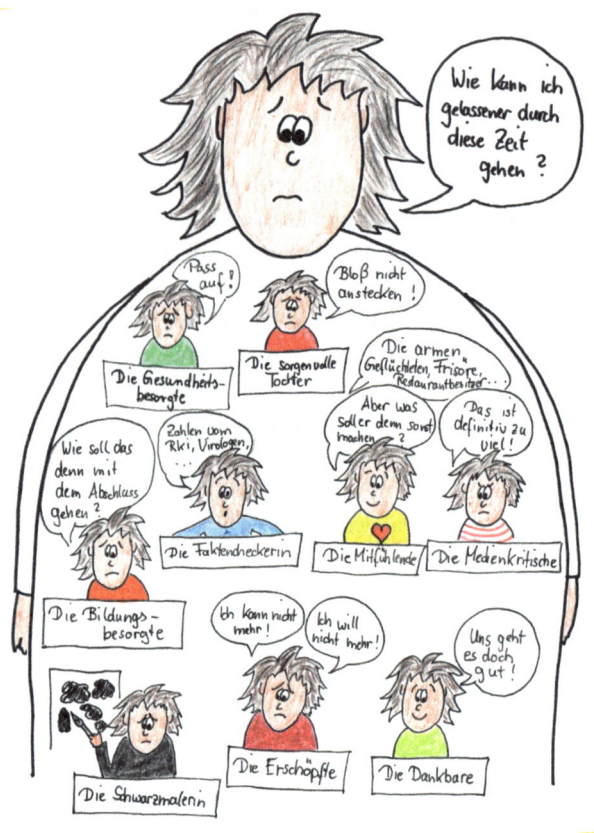

Ich war zeitweise alles andere als gelassen. Gerade zu Beginn der Pandemie, als es noch so viele Unklarheiten gab (zum Beispiel wie ich als Seminarleiterin in Zukunft überhaupt Geld verdienen kann, wo doch alle Präsenzveranstaltungen abgesagt wurden, wodurch genau sich die Infektion verbreitet oder was die Risikofaktoren für einen schweren Verlauf sind) fühlte ich mich immer wieder von Wellen der Angst und Anspannung überflutet. Dieses Innere Team habe ich erhoben, als meine berufliche Existenz durch eine Umstellung auf Online-Seminare und Online-Coachings gesichert war, sich aber wider Erwarten die Pandemie länger und länger hinzog und meine Hoffnung auf ein baldiges Ende langsam verflog.

Die Visualisierung meines Inneren Teams zeigt deutlich, dass ich im Sinne eines gelasseneren Umgangs mit der Krise nicht gut aufgestellt war. Da gab es zum einen eine Gesundheitsbesorgte, die sich um das eigene Wohlergehen und das ihrer Lieben große Sorgen machte, und eine sorgenvolle Tochter, die in Sorge um meine betagten Eltern war und die sowieso schon zwei Krankenhausaufenthalte meines Vaters und einen meiner Mutter in Coronazeiten zu verkraften hatte. Weiterhin war eine Schwarzmalerin immer wieder damit beschäftigt, die Zukunft in den intensivsten Grau- und Schwarztönen auszupinseln. Leider behielt sie dabei häufig recht.

Eine Bildungsbesorgte betrachtete seit dem ersten Lockdown ein wenig argwöhnisch die Online-Beschulung meines Sohnes und eine Faktencheckerin konnte es nicht lassen, sich immer und immer wieder über den Tag verteilt die neuesten Nachrichten reinzuziehen. Eine Erschöpfte meldete sich, welche die Nase gestrichen voll hatte von der Pandemie und die sich nicht immer wieder neu mit sich ändernden Hygiene- und sonstigen Auflagen auseinandersetzen wollte. Ab und zu meldete sich auch eine Dankbare in mir, die sehen konnte, dass wir es doch gut haben mit einem Dach über dem Kopf, genug zu essen, einem Beruf, mit dem ich auch in dieser schwierigen Zeit Geld verdienen kann, und einem hohen Standard an medizinischer Versorgung hierzulande.

Die Medienkritische in mir drehte zwischendurch immer wieder am Rad und sorgte dafür, dass ich ab und zu wütend in das Zimmer meines Sohnes stürmte, um über seinen Medienkonsum und die Gefährdung durch Mediensucht zu lamentieren. Zum Glück gab es da noch die Mitfühlende in mir, die sich hin und wieder auf die Seite meines Sohnes schlug und Verständnis dafür hatte, dass es für ihn ja zurzeit wenig vernünftige Alternativen gab, mit seinen Freunden im Kontakt zu sein. Diese Mitfühlende war zudem noch beschäftigt, an all die Menschen zu erinnern, denen es gerade schlecht ging, wie zum Beispiel Geflüchteten in der Enge eines Lagers, Erkrankten oder Angehörige von Verstorbenen oder Menschen, deren berufliche Existenz auf dem Spiel steht.

**Wenn wir auf die Frage schauen »Wie kann ich gelassener durch diese Zeit gehen?« und meine innere Aufstellung dazu betrachten, wird klar, dass ich es mit einigen dieser inneren Teammitgliedern**

schwer hatte, mein Ziel zu erreichen. Besonders dann, wenn einzelne wie die Schwarzmalerin oder die Faktencheckerin sich immer wieder auf der inneren Bühne ungebührlich breit machten, viel Raum einnahmen oder mir als Chefin dieses Inneren Teams das Zepter aus der Hand rissen.

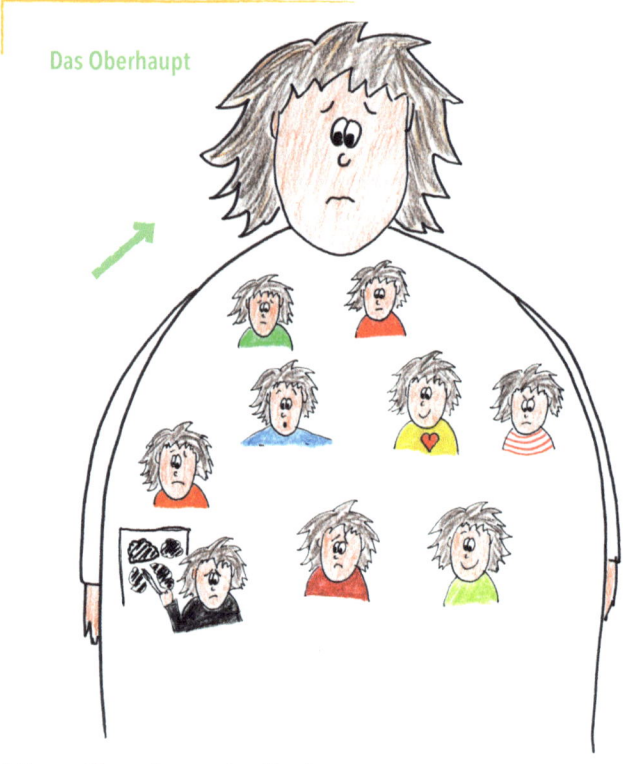

Das Oberhaupt

Führung übernehmen: das Oberhaupt

Hier ging es also darum, dass ich als *Oberhaupt* mir den Chefsessel zurückerobere. Dazu musste ich erst einmal realisieren, dass hier ein innerer Anteil das Zepter übernommen hat. Das ist immer dann der Fall, wenn wir uns von Gefühlen überflutet fühlen oder uns ganz in eine Perspektive verbeißen. Dann ist es hilfreich, innerlich einen Schritt zurück zu gehen. »Ja, dieses Gefühl gibt es in mir – und es ist nur ein Teil von mir.«

**Übung**

Werfen Sie einen Blick auf Ihr Inneres Team. Gibt es dort ein Teammitglied, das die Tendenz hat, das Zepter an sich zu reißen und alle anderen von der Bühne zu stoßen?

Schauen Sie auf dieses Teammitglied: Es ist ein wichtiger Teil von Ihnen – und es ist nur ein Teil von Ihnen. Sie können den Anteil innerlich bitten, einen Schritt beiseite zu treten und Ihnen die Führung zu überlassen. Vielleicht ist er erleichtert und räumt den Chefsessel – vielleicht ist er auch nicht begeistert von der Aussicht, Ihnen das Zepter herzugeben. Dann fragen Sie ihn, was er befürchtet, wenn er den Chefsessel räumt.

Auch Imaginationen und Übungen, die uns dabei unterstützen, innerlich Kontakt zur Oberhauptenergie zu bekommen, können hilfreich dabei sein, der Führungsrolle im Inneren Team wieder näher zu kommen.

**Imagination: Oberhauptstärkung**
**(in Anlehnung an Kumbier, 2019, S. 176 f.)**

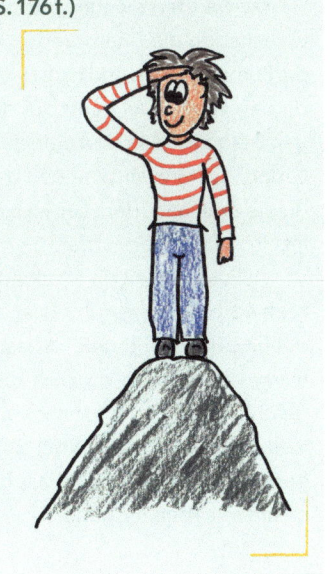

Ich möchte dich jetzt einladen auf eine Reise zu gehen, eine Reise hoch hinauf auf den Gipfel eines Berges. Setze oder lege dich bequem hin, so wie es für dich angenehm ist … Lass deinen Alltag hinter dir liegen und erlaube dir, dir einen Moment Zeit zu nehmen nur für dich …

Achte zunächst auf deine Atmung, du brauchst nichts zu verändern, nimm sie nur achtsam wahr … Spüre, wie dein Atem ganz von allein kommt und wieder geht … ganz verlässlich, ohne dass du irgendetwas dazu tun musst …

Nun möchte ich dich einladen mit auf eine Wanderung zu gehen, hoch hinauf auf den Gipfel eines Berges. Du kannst auf meinem Pfad mitkommen, oder du kannst auch eigene Wege gehen, beides wäre in Ordnung.

Wir starten am Fuß eines Berges. Dies kann ein Berg sein, den du kennst oder ein Berg deiner Phantasie. Versammle dort unten am Berg an einer schönen Stelle, die gut geschützt ist und zum Verweilen einlädt, alle deine inneren Anteile um dich. Bitte sie, hier auf dich zu warten … Schau, ob sie bereit dazu sind …

Falls ein Teil nicht dazu bereit sein sollte, dann frage ihn, was genau er befürchtet … Und was er bräuchte, um dir zu vertrauen und dort zu warten? … Schau, wie du ihm geben kannst, was er braucht …

Dann mache dich auf den Weg, der in die Höhe führt … Nimm dir Zeit für diesen Weg und erlaube dir, diese Wanderung zu genießen. Nimm deine Schritte und die Kraft deiner Schritte wahr … Vielleicht kannst du mit zunehmender Höhe wahrnehmen, wie dein Atem freier und dein Blick offener wird … Nimm die Umgebung um dich herum wahr. Was kannst du sehen? Was hörst du? Vielleicht riechst du etwas? Was spürst du auf deiner Haut?

Du wanderst weiter und weiter, höher und höher. Langsam erreichst du die Baumgrenze. dein Blick weitet sich, du kannst in die Ferne schauen und läufst weiter den Berg hinauf. Dann erreichst du den Gipfel. Du stehst auf dem höchsten Punkt dieses gewaltigen Berges und kannst deinen Blick schweifen lassen. Das ist dein Leben, das vergangene und das aktuelle … Sei dir bewusst, dass du die Kraft hast, dem Leben zu begegnen, denn dein Ich ist unverletzlich und unzerstörbar …

Vielleicht fallen dir Situationen ein, in denen du dich mit dieser Kraft verbunden gefühlt hast … Das können Situationen sein, in denen du dich frei gefühlt hast … Oder in denen du in der Natur warst … In denen du dich mit anderen Menschen verbunden gefühlt hast … Oder in Situationen denen dir etwas gelungen ist … Vielleicht hast du diese Kraft auch gespürt als du Musik gehört oder gemacht hast … Oder wie auch immer die Situationen für dich ausgesehen haben mögen …

Verbinde dich jetzt auf dem Gipfel des Berges mit dieser Kraft so, wie es dir in diesem Moment passend und möglich ist … Spüre die Kraft deines Ichs, nimm wahr, wie sich diese Kraft in deinem Körper anfühlt … Wenn du magst, lass die Kraft sich noch ein wenig ausbreiten … Und erlaube dir, die Verbindung zu deiner Kraft zu genießen …

Und schau aus diesem Gefühl oben auf dem Berg mit dieser Übersicht und mit dieser Klarheit auf dein aktuelles Leben. Wie sieht es von hier oben aus? … Was ist gut, was stärkt dich? … Was gibt es zu tun? …

Und wenn du jetzt von hier oben auf die Coronakrise schaust: Wofür möchtest du stehen in dieser Krise? Welche Art Mensch möchtest du sein, während du durch die Herausforderung gehst? Wie willst du dich selbst und andere behandeln? Welche Werte sind dir wichtig?

Wenn die Krise hinter dir liegt, wer bist du geworden? Was hast du aus dieser Zeit gelernt? Was davon möchtest du mitnehmen in dein zukünftiges Leben? An welchen Stellen bist du gewachsen? Wofür bist du dankbar?

Wenn es für dich passt, dann verabschiede dich jetzt langsam von diesem Ort hoch oben auf dem Gipfel und mach dich langsam und in deinem Tempo wieder auf den Weg nach unten …

Wenn du unten wieder ankommst, dann begrüße deine Teile. Nimm dabei wahr, wie sie dich begrüßen … Vielleicht möchte dir ein Teil etwas sagen, vielleicht möchtest du einem Teil etwas sagen … Nimm dir die Zeit dafür, die du brauchst …

Dann verabschiede dich in deinem Tempo von deinen Teilen und komme mit deiner Aufmerksamkeit wieder zurück.

**Übung**
Wenn Sie nach dieser Imagination jetzt erneut auf Ihr Inneres Team schauen: Hat sich etwas verändert, zum Beispiel beim Blick auf Teammitglieder, die Sie spontan eher schwierig fanden?

## Sorgenvolle Teammitglieder

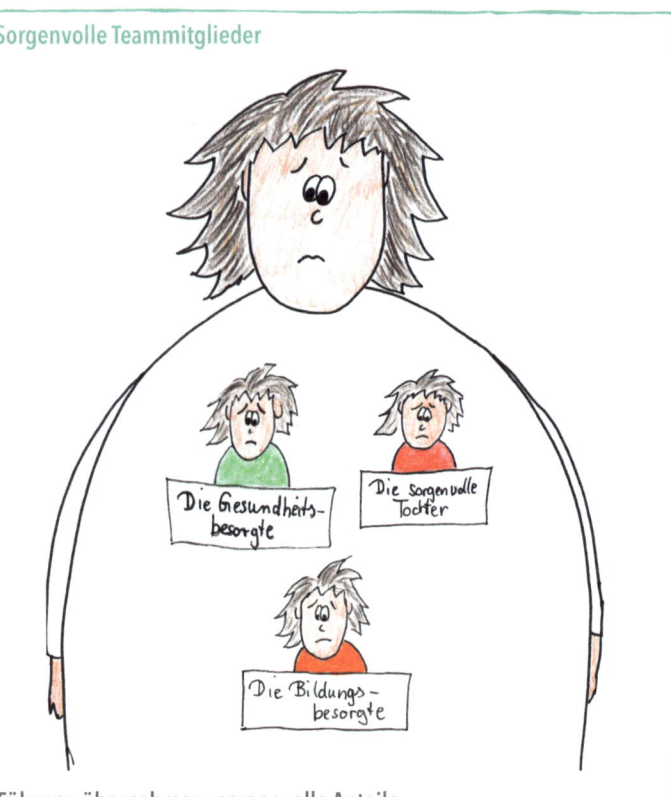

**Führung übernehmen: sorgenvolle Anteile**

In der Pandemie springen viele sorgenvolle Teammitglieder an. Diese benötigen Zuwendung. Es ist wichtig, sie ernst zu nehmen und ihnen zuzuhören. Sorgen sind in Zeiten einer Pandemie unumgänglich. Es kann nicht darum gehen, sorgenvolle Teammitglieder abzuschaffen. Erstens würde das sowieso nicht funktionieren – und zweitens sind diese Teammitglieder wichtige Beraterinnen, die helfen können, das Richtige zu tun. Es geht nicht darum, ohne Sorgen durch eine Krise zu gehen, sondern mit und trotz ihnen handlungsfähig zu bleiben.

**Übung**

Welche Ihrer Teammitglieder machen sich Sorgen? Worüber? Hören Sie ihnen zu und lassen Sie diese Teammitglieder wissen, dass Sie Ihre Sorgen hören und ernst nehmen.

Nehmen Sie wahr, wie diese Teile darauf reagieren, wenn sie sich gesehen und anerkannt fühlen. Was brauchen die Teammitglieder von Ihnen, um sich entspannen oder die Situation besser aushalten zu können? Häufig brauchen die Teile schlicht Gehör und Anerkennung.

## Ängstliche Teammitglieder und vorverletzte kindliche Anteile

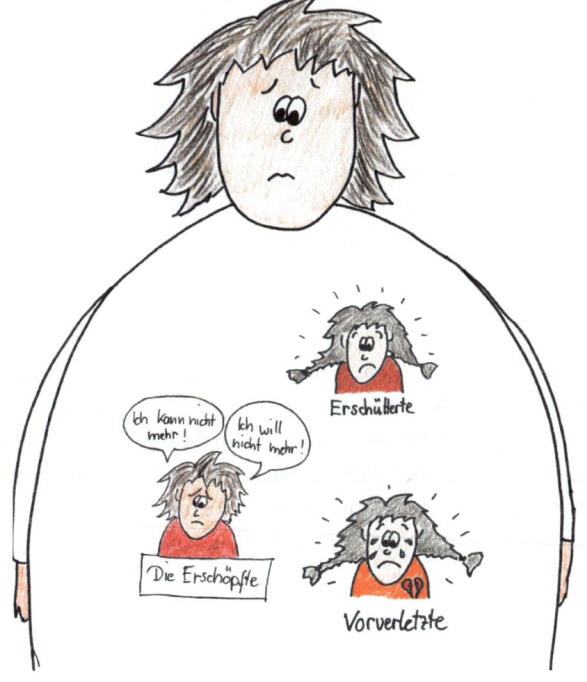

Führung übernehmen: erschöpfte und kindliche Anteile

Vermutlich gibt es angesichts der Coronakrise auch ängstliche Mitglieder in Ihrem Inneren Team. Häufig werden dies kindliche innere Anteile sein – denn in Krisensituationen springen bei uns allen als

Erstes vorverletzte kindliche Teammitglieder an (siehe Kapitel 1.3, S. 27). Diese kindlichen Anteile brauchen Fürsorge. Sie stecken innerlich noch in der Vergangenheit fest und haben nicht realisiert, dass die damalige Situation schon lange vorbei ist. Häufig wissen diese Teile auch nicht, dass Sie schon lange erwachsen sind und dass es heute ein erwachsenes Oberhaupt gibt, das sich um sie kümmern kann (Kumbier 2013, S. 50 ff.).

**Übung**

Welche Mitglieder Ihres Inneren Teams haben Angst? Was fürchten diese genau? Fühlt sich die Energie dieser Teile kindlich oder erwachsen an? Hören Sie ihnen zu und lassen Sie die Teile wissen, was Sie von ihnen verstehen.

Wenn Sie wollen, können Sie die Teile fragen, was sie von Ihnen brauchen. Ängstliche Teile brauchen vor allem die Erlaubnis, da sein zu dürfen. Und kindliche innere Anteile brauchen genau das, was auch reale Kinder in einer ängstigenden Situation brauchen würden: jemanden, der für sie da ist, Trost, Körperkontakt und einen Ort, an dem sie sich wohl und sicher fühlen. Sie können ihnen all das in Ihrer inneren Bilderwelt geben.

Wenn Sie sich stabil fühlen, dann können Sie auch versuchen, einen ängstlichen Teil näher kennen zu lernen, ihn zu beruhigen und innerlich zu versorgen. Bitte hören Sie auf, wenn die folgende Übung Ihnen unangenehm wird oder die Gefühle des Teils Ihnen zu nah rücken. Die Übung soll stärkend und unterstützend wirken – aber in Zeiten, in denen Sie sich sehr belastet fühlen, passt sie womöglich dennoch nicht.

**Imagination: Kontakt zu einem verletzten Teil**

Leg dich entspannt hin und nimm dir einen Moment Zeit zum Umschalten. Vielleicht möchtest du ein paar Atemzüge lang auf deine Atmung achten, Gedanken an andere Dinge loslassen.

Wenn du soweit entspannt und bei dir bist, wie dir das in diesem Moment möglich ist, dann wende dich der Angst, um die du dich kümmern möchtest, zu. Wo im Körper spürst du diese im Moment? Vielleicht bekommst du auch ein Bild dazu? Lass den Teil, der sich meldet, wissen, dass du ihn wahrnimmst. Und schau freundlich auf diesen Teil: Er hat gute Gründe, so zu fühlen, wie er fühlt, auch wenn du diese Gründe womöglich noch nicht kennst.

Das ist vielleicht gar nicht so leicht. Womöglich springt auch eine strenge Seite an: »Jetzt muss es auch mal gut sein!«, »So ein Quatsch«, »Reiß dich zusammen, ...« oder eine Aktivistin ist schnell bei der Hand mit Ratschlägen und Lösungen. Begrüße auch diese Teile, auch diese haben ihre Gründe und wollen Gutes. Du kannst die Teile bitten, beiseite zu gehen, damit du dich dem ängstlichen Teil zuwenden und diesen ein wenig versorgen kannst.

Wenn die Teile das zulassen, dann wende dich wieder dem ängstlichen Teil zu. Frag ihn, was er von dir braucht. Meist brauchen die Teile das, was auch ein verängstigtes Kind in dieser Situation brauchen würden: dass sich Ihnen jemand liebevoll zuwendet, dass sie da sein dürfen, dass sie getröstet und versorgt werden. Du kannst dem Teil anbieten, ihn in den Arm zu nehmen oder ihn an einen schönen Ort zu bringen, an dem du ihn mit Kakao, Kissen, Decken oder Kuscheltieren versorgst. Alles, was gut tut, ist erlaubt (und möglich! Das ist der Vorteil der Welt unserer inneren Bilder, hier geht alles).

Wenn der Teil dir mit seiner Angst zu nahe rückt, dann kannst du ihn bitten, dich nicht zu überfluten, weil du dich dann nicht mehr um ihn kümmern kannst.

Wenn du mit dem Teil in einen guten Kontakt kommst und dich stabil fühlst, dann kannst du ihn fragen, was er denn eigentlich fürchtet. Was ist das Schlimmste für ihn an der Situation, in der du bist? Was bräuchte er, um das aushalten zu können? Wenn du noch weiter gehen möchtest, dann kannst du ihn auch fragen, auf welchen Boden die Situation bei ihm fällt: Wo hat er diese Angst das erste Mal gehabt? Welche alten Situationen gibt es im Hintergrund?

Würdige, dass die Situation damals schlimm war – und sag ihm, dass diese Situation vorbei ist. Lass den Teil wissen, dass du nun erwachsen bist und für ihn sorgen kannst. Vielleicht glaubt der Teil dir das, vielleicht braucht er Zeit, um dir vertrauen zu lernen. Lass ihm die Zeit, die er braucht.

Schau abschließend, was der Teil noch von dir braucht, bevor du dich für jetzt von ihm verabschiedest. Wenn sich zwischendurch noch andere Teile gemeldet haben, dann schau auch nach diesen, ob diese noch etwas sagen wollen oder noch etwas brauchen.

Dann verabschiede dich für jetzt von den Teilen und komm langsam, in deinem Tempo, mit deiner Aufmerksamkeit in deinen Körper und in den Raum zurück.

Diese Übung ist anspruchsvoll. Wenn Sie keine Erfahrung in der Arbeit mit inneren Bildern haben, dann werden Sie vermutlich nur begrenzt in Kontakt mit dem verletzen Teil kommen. Wir führen diese Übung hier dennoch auf, weil wir glauben, dass diese Haltung und dieser Blick auf verängstigte und verletzte Teile hilfreich sind, auch wenn Sie noch nicht vertieft in Kontakt mit dem Teil kommen. Ziel ist nicht, dass diese Teile verschwinden oder uns fortan in Ruhe lassen. Ziel ist, sie zu versorgen und in Ihr Inneres Team zu integrieren.

Stammspieler

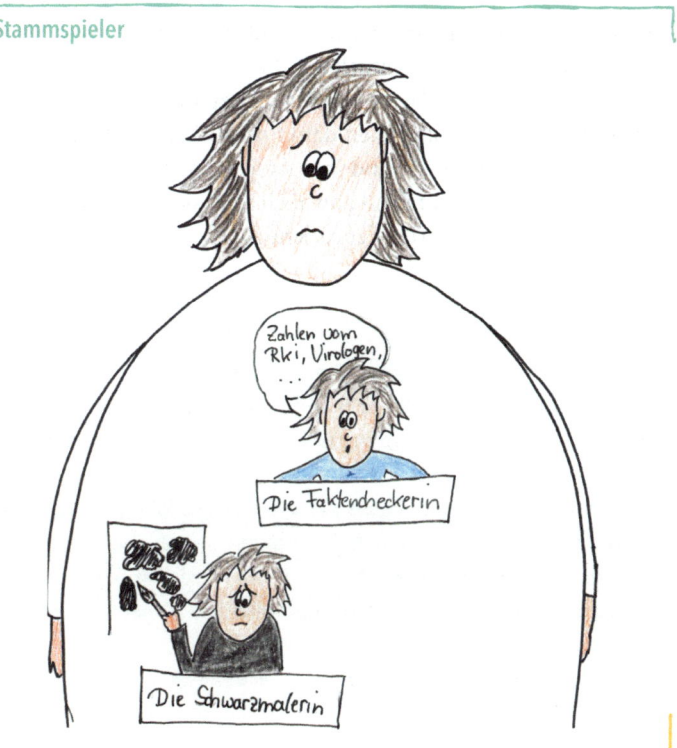

Führung übernehmen: Stammspieler

Einige unserer Inneren Teammitglieder sind sogenannte *Stamm-spieler*. Sie haben früh in unserem Leben die Aufgabe übernommen, uns zu schützen. Im Laufe der Zeit haben sie ihre Strategien perfektioniert und so schlagen sie manchmal über die Stränge und tun des Guten zu viel. Wenn ich zum Beispiel als überfordertes Kind eine *Schwarzmalerin* einstelle, dann hilft sie mir, mich durch eine düstere Prophezeiung der Zukunft auf alle schlimmen Eventualitäten vorzubereiten. Wenn ich für alles gerüstet bin, kann mich nichts mehr überraschen!

Vergegenwärtigen Sie sich, dass alle Teammitglieder etwas Gutes im Sinn haben, auch wenn sie zuweilen des Guten zu viel tun und Ihnen damit das Leben schwer machen. Wie vorverletzte innere Kinder haben auch sie noch nicht realisiert, dass die Vergangenheit und das, wovor sie uns beschützt haben, vorbei ist. Im Umgang mit ihnen hilft es, ihre Leistung anzuerkennen und zu würdigen, auch wenn das Teammitglied einem aktuell auf die Nerven geht. Die Stammspieler sind überzeugt davon, das Richtige zu tun und etwas Gutes beizutragen. Wenn man ihnen dankt und erklärt, dass das Oberhaupt sich jetzt kümmert und ihre Aufgabe übernimmt, sind sie oft sehr erleichtert. Hilfreich kann auch sein, sie zu fragen, was sie brauchen, um sich ein wenig zurückzulehnen.

**Übung**

Wer in Ihrem Inneren Team springt schneller an, als Sie denken können? Wenn jemand, der Sie gut kennt, gefragt würde, wie er Ihre Reaktion in Krisen beschreiben würde: Welches Teammitglied würde er beschreiben?

Wo ist die Strategie dieses Teammitgliedes hilfreich, wo eher hinderlich oder sogar destruktiv? Würdigen Sie, dass dieser Stammspieler schon lange für Sie sorgt. Vielleicht wissen Sie, wann er entstanden ist und warum er gekommen ist – sonst können Sie ihn fragen.

Danken Sie ihm dafür, was er bisher alles für Sie getan hat. Wenn seine Strategie Ihnen manchmal zu viel ist, dann können Sie ihn bitten, ein bisschen weniger Gas zu geben. Lassen Sie ihn wissen, dass Sie heute auch auf andere Weise für sich sorgen können.

## Wütende innere Anteile

Vielleicht gibt es auch wütende Teile in Ihnen. Das können innere Teammitglieder sein, die überstrapaziert und an ihre Belastungsgrenze gekommen sind. Wenn die individuellen Grundbedürfnisse nach Nähe, Distanz, Dauer und Wechsel nicht befriedigt werden (vgl. S. 63), dann fehlt einem womöglich genau das, was man bräuchte, um sich wieder in einen besseren Gemütszustand zu bringen. Sich diesen wütenden oder gereizten Teilen zuzuwenden, um herauszufinden, warum sie eigentlich so wütend sind, kann hilfreich und aufschlussreich sein.

**Übung**

Gibt es auch einen wütenden Teil in Ihnen? Was genau bringt ihn so auf? Wovon bekommt er zu viel oder zu wenig? Wovor will er Sie schützen? Hat er eine wichtige Botschaft, die Sie berücksichtigen sollten?

Was braucht dieser Teil, um mit seiner Wut umgehen zu können? Muss etwas geklärt werden? Wenn es um Dinge außerhalb Ihres Einflussbereichs geht: Haben Sie genug Möglichkeiten, Dampf abzulassen – durch ein strapazierfähiges Gegenüber, das Ihre Wut aushalten kann oder durch Sport, Bewegung, Gartenarbeit, …?

Wenn Sie jetzt noch einmal auf Ihr Inneres Team schauen: Gibt es noch ein Teammitglied, um das Sie sich kümmern sollten? Gehen Sie auf die gleiche Weise in Dialog mit diesem, wie Sie es mit den bisherigen gemacht haben: Fragen Sie das Teammitglied, was es bewegt und was es braucht.

Ressourcen im Inneren Team aktivieren

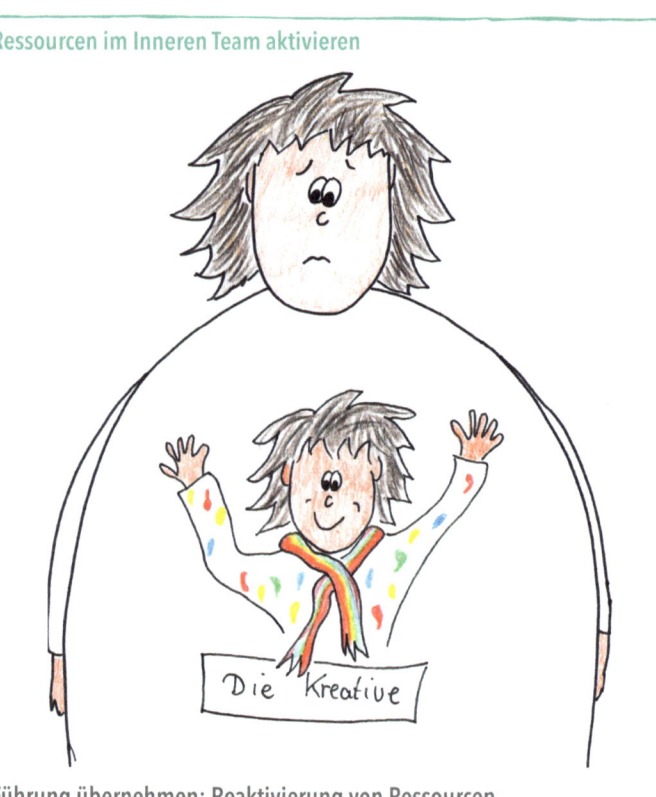

Führung übernehmen: Reaktivierung von Ressourcen

In unserem Inneren Team haben sich im Laufe unseres Lebens viele Teammitglieder entwickelt, auch solche, die große Ressourcen für die Bewältigung von schwierigen Situationen und Herausforderungen bergen. Manchmal erscheinen diese ressourcenvollen Teammitglieder nicht, wenn wir ein Inneres Team in Bezug auf eine aktuelle Fragestellung erheben. Sie sind uns in dem Moment vielleicht nicht bewusst oder werden von den Stammspielern oder vorverletzten inneren Anteilen von der Bühne gefegt.

Daher lohnt es sich, gezielt nach ressourcenvollen Teammitgliedern zu forschen und zu erkunden, wer von ihnen uns bei der Bewältigung der aktuellen Herausforderung unterstützen kann. So war ich sehr froh, als sich meine innere *Kreative* gemeldet hat, nachdem die erste Schockstarre über die plötzliche Arbeitslosigkeit während des ersten Lockdowns sich ein wenig gelöst hatte. Diese Kreative ist dann innerhalb kürzester Zeit ziemlich umtriebig geworden und hat mir geholfen, zu neuen Ufern aufzubrechen und meine Veranstaltungen und Coachings auf Online-Formate umzustellen. Gerade in schwierigen Zeiten hilft es, diese Teammitglieder in sich zu entdecken, sich ihnen zuzuwenden und zu schauen, wie sie sich einbringen können oder welche inneren Teammitglieder Sie vielleicht unterstützen könnten.

**Übung**

Schauen Sie auf Ihr bisheriges Leben zurück. Vielleicht fallen Ihnen Situationen ein, in denen Ihnen etwas gelungen ist, in denen Sie sich stark, zuversichtlich und lebendig gefühlt haben. Welche Teammitglieder waren in diesen Situationen in Ihnen aktiv?

Vielleicht möchten Sie diese auch jetzt innerlich dabei haben? Dann sagen Sie diesen Teammitgliedern, dass Sie sie gerade gut gebrauchen könnten und fragen Sie diese, ob sie Ihnen auch jetzt zur Seite stehen könnten. Vielleicht passt es, diese Teammitglieder dann noch zu Ihrem in Kapitel 1 erhobenen Inneren Team dazu zu malen.

## Neueinstellungen im Inneren Team

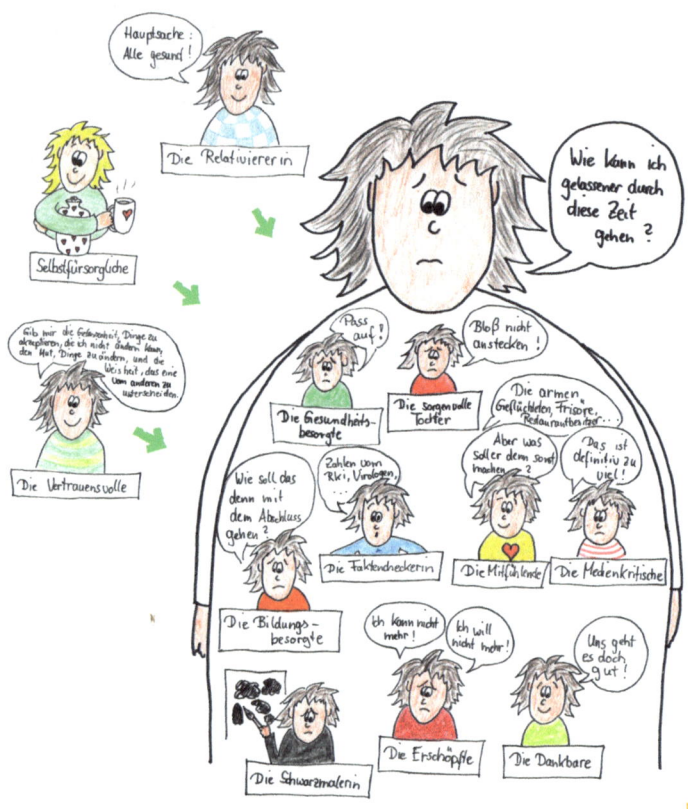

Führung übernehmen: Neueinstellungen

Während Kündigungen im Inneren Team nicht möglich sind, funktionieren Neueinstellungen sehr wohl. Darin liegt gerade in schwierigen Zeiten eine gute Möglichkeit, das Innere Team in Bezug auf eine bestimmte Fragestellung zu bereichern. Mir (Constanze Bossemeyer) hat in der letzten Zeit die *Relativiererin* als neu eingestelltes Innere Teammitglied sehr gute Dienste geleistet. Aus heutiger Sicht habe ich in der Vergangenheit viele Dinge zu wichtig genommen. Die Relativiererin schafft es neuerdings, durch eine große Dankbarkeit darüber, dass wir alle gesund sind, großzügig und mit viel Gelassenheit über kleinere Ärgernisse des Alltags hinwegzusehen.

> **Übung**
>
> Wen könnten Sie beim Blick auf Ihr Inneres Team noch gebrauchen?
> Wer könnte Ihnen helfen, besser mit den Folgen der Coronakrise
> umzugehen? Stellen Sie sich dieses Teammitglied, das Sie einstellen
> möchten, möglichst genau vor. Wie sieht es aus? Welche Aufgabe
> hat es? Was hat es für eine Ausstrahlung? Was genau soll es tun?

## 3.3 Auf die Sonnenseite blicken:
## In gute Erinnerungen und Erfahrungen eintauchen

Unser Gehirn speichert reale Erfahrungen als subjektive Erlebnisse
im sogenannten Episodengedächtnis nach Tulving ab (vgl. Wieczorek,
2002, S. 137). Diese Erlebnisse werden als unteilbare Einheiten
gespeichert und beinhalten alle zu dem Erlebnis zugehörigen Wahr-
nehmungen wie taktile und kinästhetische Empfindungen, visuelle
Reize, Worte und Symbole und das gefühlsbasierte Wahrnehmen.

Diese Erfahrungsmuster werden abgerufen, sobald nur ein einzel-
nes Element dieser Einheit aktiviert wird. Das heißt, dass zum Beispiel durch einen bestimmten Geruch die gesamte Einheit der dazugehörigen Erfahrung aktiviert wird und der Mensch sich plötzlich
genau so fühlt, wie bei der Entstehung dieser Erinnerung. In der Rubrik
»Was mein Leben reicher macht« (»Die Zeit«, 10.12.2020/21.01.2021)
finden sich immer wieder sehr schöne Beispiele für genau dieses Phänomen. So beschrieb eine 90-jährige Frau, dass sie, als sie am Morgen durch den frisch gefallenen Schnee »getapert« war, sich plötzlich
fühlte, wie ein kleines Mädchen und ihr Erinnerungen an Schneeball-
schlachten und Schneeengel kamen. Eine andere Frau beschrieb ihre
Methode, mit ungemütlichem Wetter und unter die Haut kriechen-
der Kälte umzugehen. Sie würde sich unter die heiße Dusche stellen
und sich danach ausgiebig mit Sonnencreme einreiben. Dies würde
ein unglaubliches Sommerglücksgefühl in ihr auslösen.

Bereits ein Element dieser Erinnerung genügt, um die ganze
Erinnerung wachzurufen. Denn die einzelnen Elemente dieser
Erfahrung werden in unserem Gehirn gemeinsam gespeichert und
sobald eines davon aktiviert wird, wird das ganze damit verbundene
neuronale Netz aktiviert.

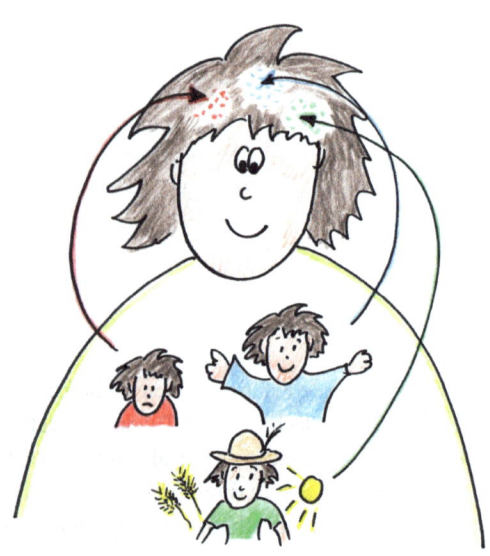

Vom Inneren Team her gesehen können wir uns vorstellen, dass durch bestimmte Gerüche oder Gefühle die Teammitglieder geweckt werden, welche die damalige Erfahrung mit allen Sinnen gemacht haben. Vielleicht ein Kind, das in den Sommerferien auf dem Bauernhof in der Hitze wohlig im Heu gelegen hat. Die Wärme, die Sonne im Gesicht, die Weite und das Blau des Himmels, der Geruch nach frischem Heu, das Piksen der Halme an den nackten Armen und Beinen, ein Gefühl von Sorglosigkeit und wohliger Entspannung. Und schon ein Element dieser Erinnerung genügt, um dieses Teammitglied mit all seiner Energie und Lebensfreude in uns zu wecken.

Dies wurde mir intuitiv das erste Mal klar, als ich mit ungefähr elf Jahren einen alten Skihandschuh im Keller fand. Es war Sommer, ich war mit meiner Freundin auf der Suche nach den Badmintonschlägern, als mir in einer Grabbelkiste plötzlich einer meiner Skihandschuhe in die Finger geriet. Ein traumhafter Duft stieg mit in die Nase: Skifahren, Lebensfreude, pures Glück! Ich konnte nicht verstehen, dass meine Freundin, mit der ich natürlich sofort mein Glück teilen wollte und ihr deshalb den Handschuh unter die Nase hielt, angewidert das Gesicht verzog und schnell das Gesicht abwandte.

Diese Erkenntnis lässt sich für das eigene Wohlbefinden aktiv nutzen. So kann schon das Liegen im Liegestuhl, die Brille hochgesteckt und das Gesicht in der Sonne ausreichen, für eine kleine Weile dem Alltag zu entfliehen und einen Ausflug an einen Lieblingsort im Urlaub zu machen. Mir kam im Bekanntenkreis zu Ohren, dass eine Familie dieses Phänomen besonders originell für sich nutzte. Als während des zweiten Lockdowns die alljährliche Winterreise nach Norwegen ins Wasser fiel, stiegen sie trotzdem wie jedes Jahr ins Auto. Um die Fährfahrt zu erleben, wurde die Elbfähre Glückstadt-Wischhafen genutzt, und als sie dann nach der Autofahrt wieder zu Hause ankamen, wurden drei Räume der Wohnung für die Urlaubswoche verschlossen, die elektronischen Medien verbannt und die Zeit mit Brettspielen, Kochen und Gemeinsamkeit verbracht.

Dies ist natürlich eine sehr aufwendige und kreative Inszenierung. So viel Aufwand muss man für eine Aktivierung einer positiven Erinnerung und damit der Aktivierung aller dazugehörigen schönen Aspekte gar nicht betreiben. Es reicht manchmal aus, ein einziges Element zu finden, das die schöne Erinnerung triggert. So kann schon das Durchsehen alter Urlaubfotos dazu führen, die Stimmung beträchtlich aufzuhellen.

## Übung

Besinnen Sie sich auf eine schöne Erinnerung aus Ihrem Leben. Nehmen Sie sich ein wenig Zeit, in diese Erinnerung einzutauchen. In welcher Körperhaltung haben Sie sich befunden? Nehmen Sie bitte jetzt diese Körperhaltung ein. Was haben Sie gesehen? Was haben Sie gehört? Gab es Gerüche um Sie herum? Erinnern Sie sich an einen Geschmack? Wie haben Sie sich gefühlt? Haben Sie ein inneres Bild von dieser Situation? Fällt Ihnen ein Lied für diese Situation ein?

## 3.4 Inseln der Freude und Leichtigkeit entdecken: Die Aufmerksamkeit auf Wohltuendes lenken

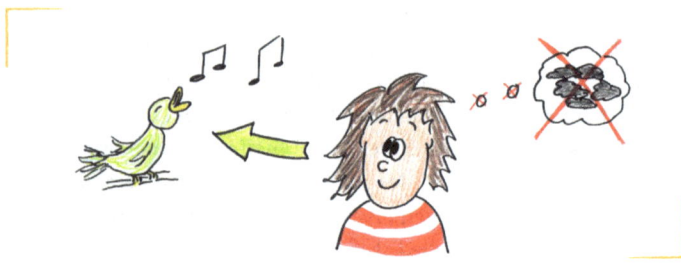

Ich (Constanze Bossemeyer) habe beobachtet, dass ich aus meinen täglichen Hundespaziergängen im benachbarten Wald in unterschiedlichsten Stimmungen zurückkehre. Hunderunden, bei denen sich meine Gedanken um die aktuelle Coronalage drehen, ich aktuelle Ärgernisse vertiefe oder ich mich in berufliche Herausforderungen verliere, tragen nicht besonders zu meinem Wohlbefinden bei. Wenn es mir jedoch gelingt, achtsam die Natur um mich herum wahrzunehmen und mich an ihr zu erfreuen, dann komme ich gelöst und erholt aus dem Wald. Wir können uns bewusst dafür entscheiden, was in unserem Kopf vorgeht, auch wenn es uns nicht immer klar ist und manchmal ein wenig Übung erfordert. Das hat viel mit Achtsamkeit zu tun. Sich wahrnehmen und beobachten ist dafür ein wichtiger Anfang.

Was passiert gerade in meinen Gedanken? Auf was lenke ich meine Aufmerksamkeit? Sind es die RKI-Fallzahlen, die schlechten Nachrichten? Oder sind es die Vögel, die den nahenden Frühling ankündigen und sich dafür ordentlich ins Zeug legen? In dem Moment, in dem ich mir bewusst mache, was in meinen Gedanken vorgeht, auf was ich mich gerade fokussiere, in dem Moment kann ich mich für etwas anderes entscheiden. Statt mich wieder und wieder mit der misslichen Coronasituation zu beschäftigen, möchte ich vielleicht lieber die Blumen betrachten, die sich neugierig und voll Frühlingskraft strotzend durch die welke Laubdecke stoßen. Oder den Gesängen der Vögel zuhören oder das zarte Grün der Knospen beobachten, das von Tag zu Tag mehr Raum einnimmt?

**Übung**

Nehmen Sie sich ein wenig Zeit und schlendern Sie durch Ihr Zimmer. Lassen Sie Ihren Blick schweifen und betrachten Sie neugierig alle Gegenstände, die Ihnen dabei ins Auge fallen. Spüren Sie nach, ob sich bei der Betrachtung eines Gegenstandes ein gutes Gefühl bei Ihnen einstellt. Vielleicht ein Gefühl von Freude, Leichtigkeit, Glück? Etwas anderes Angenehmes?

Bleiben Sie ein wenig bei diesem Gegenstand und betrachten Sie ihn genauer. Was sehen Sie? Nehmen Sie diesen Gegenstand in die Hand oder berühren Sie ihn. Was fühlen Sie? Wo in Ihrem Körper spüren Sie dieses angenehme Gefühl? Wenn Sie mögen, dann legen Sie eine Hand auf diese Stelle und erlauben Sie diesem Gefühl, sich noch ein wenig auszubreiten. Genießen Sie dieses Gefühl für eine Weile.

Dann verabschieden Sie sich von dem Gegenstand, legen Sie ihn gegebenenfalls an seinen Platz zurück und kommen Sie mit Ihrer Aufmerksamkeit zurück in dem Bewusstsein, dass Sie jederzeit wieder zu diesem schönen Gefühl zurückzukehren können. Sie brauchen dazu nur wieder den Gegenstand zu betrachten. Zur Verstärkung können Sie auch die Hand auf die Stelle Ihres Körpers legen.

In herausfordernden Situationen ist es oft wohltuend, sich auf das zu fokussieren, was der eigenen Kontrolle unterliegt. Sich im Alltag immer wieder Momente zu suchen und die Aufmerksamkeit mit allen Sinnen (Sehen, Hören, Riechen, Schmecken, Tasten) bewusst auf etwas zu lenken, das Freude macht, kann immer wieder Inseln der Ruhe, Entspannung oder Leichtigkeit schaffen.

**Imagination: In Gedanken an einen schönen Ort reisen
(in Anlehnung an Kumbier, 2019, S. 180)**

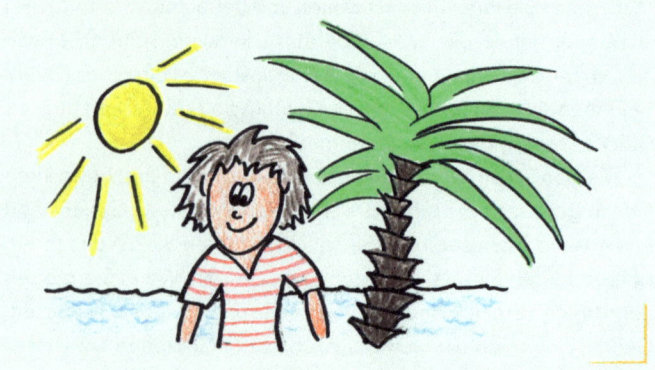

Erlaube dir, dir jetzt einen Moment Zeit zu nehmen nur für dich. Mache es dir auf deinem Stuhl oder Sessel bequem. Du kannst dich gern auch hinlegen. Ja, so ist es gut. Lass deinen Alltag hinter dir und spüre dich und deinen Körper im Hier und Jetzt. Wie berührt dein Körper die Sitzgelegenheit oder die Liegefläche? Was genau nimmst du wahr? Wie fühlt sich dein Körper an? Kalt oder warm? Angespannt oder entspannt? Leicht oder schwer?

Ich lade dich jetzt ein, einige Atemzüge lang auf deine Atmung zu achten. Beobachte sie einfach, ohne etwas zu verändern … Nimm wahr, wie dein Atem ganz von allein kommt und geht, ohne, dass du irgendetwas dazu tun musst. Er kommt und geht, und mit jeder Ausatmung kann ein bisschen Anspannung abfließen … Du atmest Ruhe ein und Anspannung aus …

Und jetzt lade ich dich auf eine Reise ein, eine Reise zu einem Ort, an dem du dich wohl fühlst, an dem es dir gut geht, an dem du dich glücklich fühlst. Vielleicht gibt es diesen Ort in Realität schon, vielleicht ist es aber auch ein Ort deiner Phantasie oder ein Ort aus einer Geschichte. Alles ist in Ordnung und darf sein. Du kannst dich auf dieser Reise leiten lassen, du kannst aber auch eigene Wege gehen, so wie es für dich besser ist.

Lass deine Gedanken ein wenig schweifen und suche für dich einen Ort, an dem du dich jetzt gern aufhalten würdest. Ein Ort, an dem du ganz bei dir und ganz wohlig und glücklich sein kannst.

Vielleicht irgendwo in der Natur … Vielleicht an einem schönen Strand, am Meer oder in den Dünen, vielleicht in den Bergen oder in einem Wald, auf einer Lichtung oder auf einer blühenden Wiese, in einem Garten. Lass dich überraschen, was sich zeigt.

Wenn dir mehrere Situationen eingefallen sind, dann suche dir die aus, die dir im Moment am liebsten ist …

Bleibe eine Weile an deinem Ort und betrachte die Umgebung um dich herum. Was siehst du? Was kannst du hören? Was spürst du auf deiner Haut? Vielleicht kannst du etwas riechen? Wie fühlt sich dein Körper an?

Erlaube dir, deinen Ort zu genießen. Vielleicht kannst du spüren, wie angenehme Gefühle durch deinen Körper strömen. Gefühle von Leichtigkeit, Freude, Entspannung, Zuversicht oder Glück? Verbinde dich so mit deinen angenehmen Gefühlen, wie es jetzt für dich möglich ist und wie es jetzt für dich passt … So, wie es ist, ist es in Ordnung und hat seinen Sinn …

Vielleicht kannst du auch wahrnehmen, wie sich diese Gefühle in dir ausbereiten. Erlaube ihnen größer zu werden, sich auszudehnen. Wie fühlen sie sich in deinem Körper an?

Genieße diesen Zustand. Merke ihn dir und mache dir ein Bild davon, damit du es zurück in deinen Alltag nehmen kannst …

Vielleicht hilft dir dabei ein Symbol, das du in Gedanken mitnehmen möchtest?

Dann verabschiede dich in deinem Tempo von diesem Ort. Nimm deine Gefühle und dein Symbol mit … Sei dir bewusst, dass du jederzeit zurückkehren kannst, wenn du es dir wünschst.

Und dann kehre in deinem Tempo mit deiner Aufmerksamkeit zurück. Nimm wieder wahr, wie und wo du sitzt, nimm die Umgebung um dich herum wahr. Beginne vorsichtig, dich zu bewegen, vielleicht möchtest du dich auch recken und strecken. Spüre noch einmal kurz nach, wie sich dein Körper jetzt anfühlt …

## 3.5  Neuland erobern:
Alte Gewohnheiten loslassen

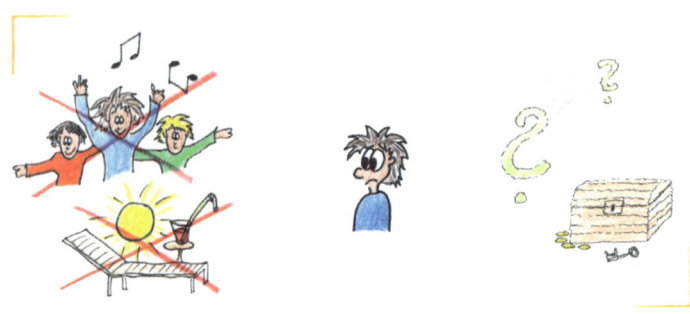

Menschen neigen dazu, an lieb gewordenen Gewohnheiten festzu-
halten. Durch die Pandemie sind viele dieser Gewohnheiten wie Res-
taurantbesuche, Spieleabende mit Freundinnen, Theaterbesuche und
vieles andere mehr teilweise auch über längere Zeit nicht möglich
gewesen. Viele schauen auf ihre alten und liebgewordenen Gewohnheiten und sind verständlicherweise frustriert, traurig, genervt oder
verärgert. Trotzdem bleibt die Blickrichtung auf das fixiert, was
gerade nicht geht, was unmöglich ist. Denn Gewohnheiten sind im
Gehirn wie alte bewährte Autobahnen, die man nur noch hinunter-
donnern muss.

Ein neuer Weg muss manchmal hart erarbeitet werden. Statt
sich gemütlich auf der Autobahn fortzubewegen, geht es bei der
Eroberung von Neuland oft erst einmal mit dem Buschmesser durch
einen unbekannten Dschungel. Das ist ungewiss und zunächst müh-
sam, aber manchmal sind in dem Unbekannten wahre Schätze zu
finden. Der erste Schritt bei der Suche nach neuen Wegen ist das
Finden neuer Ideen, Alternativen und Möglichkeiten. Für den zweiten Schritt braucht es ein wenig Mut, den Sprung zu wagen und das
Neue auszuprobieren. Für den dritten Schritt, nämlich das Anlegen
neuer Straßen, braucht man Durchhaltevermögen. Um zu spüren,
ob eine neue Sache Freude macht, lohnt es sich, nicht nach einem
ersten Mal schon die Flinte ins Korn zu werfen.

## Imagination: Du

Nimm dir ein wenig Zeit nur für dich. Achte auf deine Atmung und erlaube dir drei tiefe Atemzüge. Atemzüge, die gern ein wenig tiefer sein dürfen als normalerweise. Vielleicht kannst du spüren, wie sich beim Einatmen dein Brustkorb hebt und beim Ausatmen wieder senkt. Vielleicht kannst du die einströmende Luft bis tief hinein in deinen Bauch spüren.

Nun lass deinen Atem frei fließen und betrachte dein bisheriges Leben. Vielleicht fallen dir Dinge ein, die du immer schon gern machen wolltest und leider noch nie dazu gekommen bist. Vielleicht weil du keine Zeit hattest, vielleicht, weil du es unvernünftig oder egoistisch gefunden hast?

Woran hattest du als Kind Freude? Was hast du gern gemacht? Vielleicht hast du mit deinen Händen etwas hergestellt? Vielleicht war es etwas mit Bewegung? Oder draußen in der Natur? Vielleicht hast du ein Instrument gespielt? Oder wolltest ein Instrument spielen? Oder singen?

Falls dir mehrere Dinge eingefallen sind, dann wähle jetzt eines davon aus. Die anderen lege in eine innere Schatzkiste, damit du sie später, wenn du magst, hervorholen kannst.

Stelle dir vor, wie du das, was dir eingefallen ist, jetzt machst. Wie fühlt sich diese Vorstellung an? Was hörst du, was spürst du im Körper, was siehst du?

Wenn es ein angenehmes Gefühl erzeugt, dann überlege, ob du dieses Neue vielleicht in dein jetziges Leben einladen möchtest. Wie würdest du das konkret tun?

Dann nimm deinen Plan mit und komm langsam mit deiner Aufmerksamkeit wieder zurück ...

## 3.6 Nähe anders herstellen:
## Andere unterstützen und sich engagieren

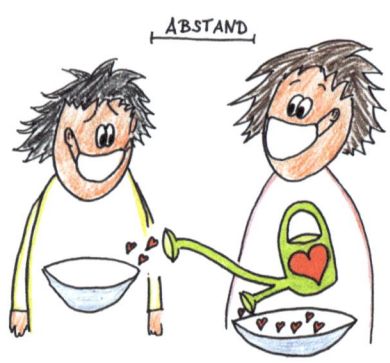

Manchmal ist es schwer, aktiv für die eigenen Bedürfnisse zu sorgen, vor allem wenn es um Bedürfnisse wie folgende geht: geliebt zu werden, Nähe zu erfahren oder für einen anderen Menschen wichtig zu sein. Gefangen in der eigenen Isolation, ausgelöst oder verstärkt durch die Kontaktbeschränkungen und die auferlegte Distanz, mit Gefühlen von Einsamkeit und Bedürftigkeit einhergehend warten wir ab. Es soll doch bitteschön jemand auf uns zugehen, uns beweisen, dass wir geliebt werden, wichtig sind, dass jemand an uns denkt und uns mag.

Leider bringt gerade diese abwartende und bedürftige Haltung oft nicht den Erfolg, den wir uns erhoffen.

Sinnvoller ist es, selber aktiv zu werden. Die Glücksforschung hat herausgefunden: Wer anderen hilft und ihnen Gutes tut, fühlt sich dadurch selbst glücklicher. Jemandem einen Gefallen tun, ihm helfen oder einfach mit einem einsamen Menschen ein nettes Gespräch anfangen, die kleinen Aktivitäten aus Freundlichkeit tragen nachhaltig zum eigenen Glück bei. Die Glücksforscherin Sonja Lyubomirsky untersuchte, was geschieht, wenn Teilnehmer einer Studie die Aufgabe bekamen, sich mehrfach die Woche für andere zu engagieren. In welcher Weise, das konnten die Teilnehmer selbst entscheiden. Sie konnten zum Beispiel Geld spenden, für andere einkaufen, die Tür aufhalten, Nachbarn im Garten oder Kindern bei ihren Hausaufgaben helfen. Das Ergebnis ist erstaunlich: Noch Wochen später fühlten sich diese Gruppe der Teilnehmer glücklicher als die Vergleichsgruppe, die diese Aufgabe nicht bekam. Ein Blick in ihren Vortrag lohnt sich (2018).

In dem Moment, in dem wir aktiv für die Bedürfnisse anderer Menschen sorgen, ihnen helfen, eine Freude bereiten, machen wir die Erfahrung, wichtig und wertvoll zu sein und etwas beizutragen. Dies müssen keine großen und aufopfernden Taten sein, dafür reicht ein kleiner Plausch mit einer unbekannten alten Dame, die auf der Parkbank sitzt und sich freut, angesprochen zu werden, oder ein Einkauf für die gebrechliche Nachbarin. Solche Aktionen, so unbedeutend sie auch im Alltag sind, stärken unseren Selbstwert, denn wir erleben Selbstwirksamkeit, erhalten Dankbarkeit und Anerkennung und spüren Verbundenheit.

Normalerweise sind wir anders mit unseren Mitmenschen im Kontakt als in Zeiten der Pandemie. Körperkontakt, Berührungen oder geringerer räumlicher Abstand fehlen vielen sehr. Die Masken behindern uns darin, die Mimik im Gesicht des Anderen zu lesen. So müssen wir auch an dieser Stelle kreativ werden, um die uns fehlende Nähe auf eine andere Art herzustellen. Dies kann zum Beispiel durch eine andere Auswahl der Gesprächsthemen erreicht werden. Statt sich immer wieder mit den aktuellen Coronathemen zu beschäftigen, kann der Versuch herauszufinden, wofür das Herz unseres Gegenübers schlägt, ein Türöffner sein für ein tiefgehendes, beglückendes und nahes Gespräch. Mehr Nähe lässt sich auch herstellen, indem ich meinem Gegenüber zum Beispiel Dinge sage, die ich an ihm mag oder beeindruckend finde. Eine solche persönliche Rückmeldung hören wir selten, sie berührt aber oft das Herz.

**Übung**

Nehmen Sie sich für ein nächstes Gespräch mit welcher Person auch immer vor, herauszufinden, wofür sie brennt, was ihr Herz höherschlagen lässt, wofür sie sich begeistert. Was genau bringt diese Person zum Leuchten? Und nehmen Sie diese Person einmal liebevoll und achtsam wahr. Was fällt Ihnen an ihr auf? Was ist besonders an ihr? Was gefällt Ihnen? Was mögen Sie gern? Wovon würden Sie sich gern eine Scheibe abschneiden? Wenn Ihnen Dinge einfallen, was hindert Sie, es dieser Person zu sagen? Vielleicht möchten Sie es einmal ausprobieren und schauen, was passiert?

# 4 Unerträgliches in Erträgliches verwandeln

Was brauchen wir als Profis?

Der Psychoanalytiker Wilfred Bion hat gesagt, dass eine der wichtigsten, wenn nicht die wichtigste Aufgabe von Psychotherapie im »Containing« besteht (1997).

Wenn Klientinnen und Klienten zu uns kommen, dann sind sie oft von einer chaotischen Mischung aus Gefühlen erfüllt, die sie weder verstehen noch bewältigen können. Unsere erste Aufgabe ist, uns von diesen Gefühlen berühren zu lassen und diese zunächst einmal gemeinsam mit den Klientinnen auszuhalten. Wir nehmen die Gefühle in uns auf und entwickeln Schritt für Schritt Bilder, Worte und eine Sprache dafür. Wir verdauen die Gefühle gewissermaßen vor und geben diese in kleinen Portionen an die Klienten zurück. Das meint Containing: Die Therapeutin oder der Therapeut wird zum Container für Gefühle, Impulse und Bilder der Klientin.

Indem wir Bilder, Worte, Modelle und eine Sprache anbieten, verwandeln wir Unerträgliches schrittweise in Erträgliches. Wir helfen den Klienten bei der Mentalisierung (siehe S. 43). Das ist einer der magischen Momente unseres Berufes: In dem Moment, wo etwas benannt ist, wo wir nicht mehr allein damit sind, verändert sich etwas. Auch wenn sich scheinbar noch gar nichts verändert hat, wird die Situation erträglicher, kehrt Ruhe ein. Genau dies möchten wir mit diesem Buch anbieten: Bilder, Modelle und eine Sprache dafür, was die Coronakrise in uns und unseren Klienten auslöst, um das Ganze besser einordnen und verdauen zu können.

Containing ist nicht nur eine Aufgabe von Therapeutinnen, Beratern und Coaches. Alle Menschen, die Fürsorge für andere Menschen übernehmen, tun dies. Eltern, Erzieherinnen und Lehrer, wenn sie Kinder beruhigen und ihnen helfen, Worte für ihre Gefühle zu finden und mit diesen klarzukommen. Ebenso Altenpfleger, Pflegerinnen im Krankenhaus und Ärzte, wenn sie schwierige Diagnosen mitteilen oder mit ihren Patientinnen über Krankheiten und den Umgang mit diesen sprechen.

Jetzt in der Coronazeit ist dieses Containing, diese haltende Beziehungsgestaltung besonders wichtig. Denn die Menschen, mit denen wir zu tun haben, sind besonders belastet. Zu den normalen Themen, die weiterhin bestehen, kommen ein Bedrohungsgefühl und Anspannung hinzu. Dies geschieht auch bei Menschen, denen es nicht unbedingt anzumerken ist, die gut klarzukommen scheinen. Unterschwellig ist bei uns allen viel los und mit diesen Gefühlen bekommen wir es zu tun, wenn wir mit Menschen arbeiten. Unsere haltende und containende Funktion wird also besonders gebraucht.

Zugleich leiden unsere Klientinnen und Klienten unter dem Gleichen wie wir selbst. Die gesamte Situation trifft uns ja auch, und zwar in gleicher Weise. Natürlich werden auch bei uns Vorverletzungen aktiviert, natürlich bekommen auch wir unterschwellig mit Angst und Anspannung zu tun. Das bedeutet: Unsere Klienten fordern uns an einer Stelle, an der wir selbst belastet sind – und zwar alle Klienten zugleich. Es passiert immer mal wieder, dass Klientinnen eigene Themen berühren. Normalerweise kommt dies bei einem Klienten vor, vielleicht auch mal bei zweien. Dann spricht man mit Kolleginnen, geht in Supervision, denkt darüber nach und kümmert sich gut um sich selbst. Jetzt aber sind plötzlich alle Klienten mit einem Thema beschäftigt, das uns auch selbst gerade durchschüttelt.

Eine Pandemie ist auch für uns neu, wir haben keinen zeitlichen Vorsprung. Normalerweise haben wir Therapeutinnen und Coaches mit Blick auf unsere eigenen Themen hoffentlich Selbsterfahrung gemacht, kennen uns, unsere Baustellen und unsere Dynamik und können ganz gut damit umgehen. Normalerweise haben wir als Eltern, Erzieher und Lehrerinnen einen Erfahrungsvorsprung im Umgang mit den Themen, die unsere Kinder beschäftigen. Aber diese Krise trifft uns zeitgleich. Wir hatten keine Zeit, erst einmal zu verstehen, was los ist, zu schauen, was das in uns auslöst, Abstand zur eigenen inneren Dynamik zu gewinnen. Wir sind zeitgleich dabei, das Ganze selbst zu verstehen und zu verarbeiten – und unseren Klienten, den Menschen, mit der wir arbeiten, unseren Kindern zu helfen, die Situation zu bewältigen.

Wir kriegen das hin – aber es ist sehr anstrengend. Viele Psychotherapeuten, Beraterinnen, Lehrerinnen, Erzieher, Pflegende berichten, wie überbeanspruchend ihre Arbeit momentan ist, wie erschöpft sie sind. Das liegt sicher an der Arbeitsbelastung, das liegt sicher daran, dass der Ausgleich fehlt, weil Kontakte und Freizeitmöglichkeiten eingeschränkt sind. Es liegt aber auch daran, dass wir bei den Menschen, mit denen wir arbeiten, viel mehr halten müssen und es zeitgleich mit uns selbst zu tun bekommen.

Daher ist Selbstfürsorge für Menschen, die therapeutisch, beratend oder in der Pflege tätig sind, aktuell besonders wichtig. Das Gleiche gilt für Eltern, für Lehrerinnen und Erzieher, die sich um die Betreuung und Beschulung unserer Kinder und Jugendlichen kümmern. Wir hoffen, dass die Gedanken und Modelle, die Methoden und Übungen, die wir in diesem Buch zusammengetragen haben, gleichermaßen Ihren Klientinnen und Klienten und Ihnen selbst zugutekommen.

# Die Zuversicht winkt am Ende des Tunnels
## Schlusswort

Dieses Buch soll in der Coronazeit aufheitern und aufbauen. Dieses Ziel hat es schon erreicht – jedenfalls für uns Autorinnen! Das Projekt hat uns beflügelt und inspiriert, der Coronafrühling 2021 wäre ohne dieses erheblich grauer gewesen.

Es ist immer ein aufregender Moment, ein Buch in die Welt zu entlassen und gespannt zu sein, welches Schicksal es erwartet. Wird es seine Leserschaft finden, wird es einen Nerv treffen? Bei diesem Buch gilt das ganz besonders. Wie die Welt wohl aussehen wird, wenn es erscheint? Wird sich die Lage durch die Impfungen beruhigt haben? Oder werden Mutationen oder ungeahnte Umstände zu neuen Wellen, neuen Lockdowns führen? Wie lange werden Maskenpflicht und Kontaktbeschränkungen noch andauern, wie lange werden wir das Virus noch zu fürchten haben? Wann werden die Kinder und Jugendlichen wieder durchgehend zu Schule gehen können, wann können wir wieder unbeschwert reisen? Kurz: Wann wird es wieder so etwas wie Normalität geben?

Und wie wird diese Normalität aussehen? Was wird kaputt gegangen sein – in unseren Innenstädten, in der Kulturszene, in der Wirtschaft? Werden schmerzhafte Wunden bleiben oder werden die Leerstellen Neues anstoßen, Innovationen ermöglichen? Wie werden wir, wie werden unsere Kinder diese Zeit überstehen? Was wird heilen müssen – und welche Unterstützung brauchen wir dabei, welche können wir einander geben? Wo wird Gutes entstanden sein, welche Erkenntnisse, welchen Kollateralnutzen, welche Wachstumsmöglichkeiten wird uns die Pandemie hinterlassen?

All dies können wir noch nicht wissen. Wir hoffen, dass unser Handwerkszeug, das wir in diesem Buch zusammengetragen haben, Sie dabei unterstützen wird, Ihren Weg durch die Pandemie und in die Zeit nach der Pandemie zu finden, Ihnen vielleicht sogar dabei hilft, generell gelassener und zuversichtlicher mit Krisen umzugehen. Mögen wir alle gut durch diese Zeit kommen!

Bion, W. (1997). Lernen durch Erfahrung. Frankfurt am Main: Suhrkamp.

Bossemeyer, C. (2020). Praxisbuch Kommunikation für Adoptiv- und Pflegeeltern. Das Innere Team: Hilfen im Umgang mit traumatisierten Kindern. Göttingen: Vandenhoeck & Ruprecht.

Brahm, A. (2006): Die Kuh, die weinte. Buddhistische Geschichten über den Weg zum Glück. München: Lotus.

Fonagy, P.; Gergely, G.; Jurist, E. L.; Target, M. (2004). Affektregulierung, Mentalisierung und die Entwicklung des Selbst. Aus dem Englischen von E. Vorspohl. Stuttgart: Klett-Cotta.

Kumbier, D. (2013). Das Innere Team in der Psychotherapie. Methoden- und Praxisbuch. Stuttgart: Klett-Cotta.

Kumbier, D. (2019). Arbeit mit dem Inneren Team bei Krebs und anderen Erkrankungen. Methoden- und Praxisbuch. Stuttgart: Klett-Cotta.

Lyubomirsky, S. (2018). The Human Values of Happiness, Vortrag beim World Government Summit. https://www.youtube.com/watch?v=kOHvSvWoHSc (Zugriff am 01.06.2021).

Neff, K. (2012). Selbstmitgefühl. München: Kailash.

Petzold, H. G. (2012). Transversale Identität und Identitätsarbeit – Die Integrative Identitätstheorie als Grundlage für eine entwicklungspsychologisch und sozialisationstheoretisch begründete Persönlichkeitstheorie und Psychotherapie – Perspektiven »klinischer Sozialpsychologie«. In H. G. Petzold (Hrsg.), Identität. Ein Kernthema moderner Psychotherapie – interdisziplinäre Perspektiven (407–605). Wiesbaden: VS Verlag.

Porges, S. W. (2017). Die Polyvagal-Theorie und die Suche nach Sicherheit. Traumabehandlung, soziales Engagement und Bindung. Lichtenau/Westfalen: G. P. Probst Verlag GmbH.

Rosenberg, S. (2018). Der Selbstheilungsnerv. So bringt der Vagus-Nerv Psyche und Körper ins Gleichgewicht. Kirchzarten bei Freiburg: VAK Verlags GmbH.

Schulz von Thun, F. (1998). Miteinander Reden 3: Das Innere Team und situationsgerechte Kommunikation. Reinbek bei Hamburg: Rowohlt.

Schwartz, R. C. (1997). Systemische Therapie mit der inneren Familie. Stuttgart: Klett-Cotta.

Thomann, C., Schulz von Thun, F. (1998). Klärungshilfe. Handbuch für Thera-
    peuten, Gesprächshelfer und Moderatoren in schwierigen Gesprächen. Rein-
    bek: Rowohlt.
Wieczorek, M. (2002). Individualität und schwerste Behinderung. Ein Beitrag
    zum Verstehen und Anregungen zur Entwicklungsbegleitung. Rieden: WB-
    Druck.

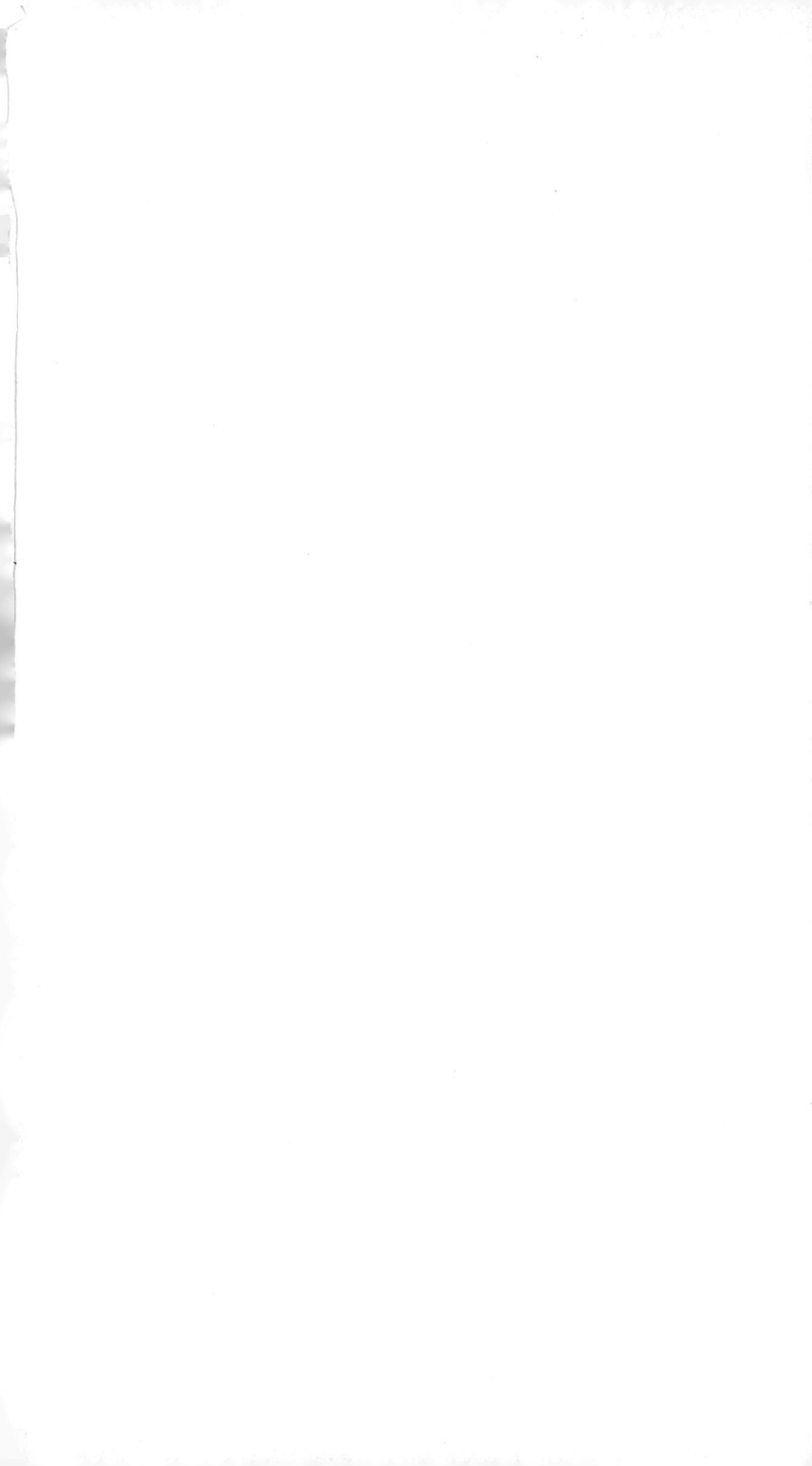